Liebe Leserinnen und Leser,

danke, dass Sie sich die Zeit nehmen, dieses Buch zu lesen!

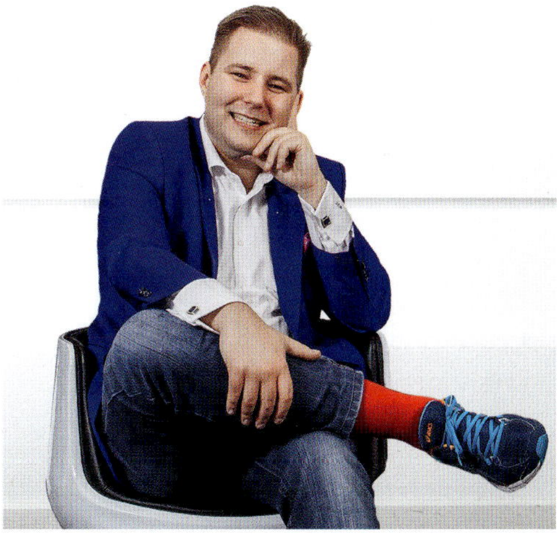

Foto: nikita-kulikov.de

Ich freue mich, dass Sie Ihr Wissen in Erster Hilfe festigen und weiter vertiefen wollen. Trauen Sie sich zu helfen! Wenn Sie Fragen haben, kontaktieren Sie mich gern. Ein großer Dank gilt allen, die mir bei der Erstellung dieses Werkes geholfen haben.

Herzlich, Ihr
Jan C. Behmann
Geschäftsführer & Gründer, medicteach GmbH

Impressum

medicteach GmbH
Offenbacher Str. 91
63165 Mühlheim am Main
Telefon: (069) 175 370 42-0
E-Mail: office@medicteach.de
www.medicteach.de

Geschäftsführung:
Jan C. Behmann,
Christopher Bulle

HRB 91438 AG
Frankfurt am Main

Sitz der Gesellschaft:
Frankfurt am Main

USt-IdNr.: DE278350938

Mühlheim am Main,
2. Auflage, Mai 2019

Zulassung durch DGUV
medicteach GmbH ist ermächtigte Stelle für die Aus- und Fortbildung in Erster Hilfe gemäß DGUV Vorschrift 1 und DGUV Grundsatz 304-001, Kennziffer 8.0573, validierbar auf www.dguv.de/erstehilfe.

Dieses Erste-Hilfe-Lehrbuch in der vorliegenden Version entspricht den Inhalten der DGUV Informationen 204-007 und 204-008 und kann daher als Teilnehmerunterlage in den jeweiligen Kursen ausgehändigt werden. Dies ist durch die VBG, Fachbereich Erste Hilfe, bestätigt.

Haftungsausschluss
Dieses Buch wurde mit größter Sorgfalt zusammengestellt. Dennoch unterliegen die Inhalte dauerndem Wandel. Daher erfolgen alle Angaben ohne Gewähr! Weder der Autor noch die medicteach GmbH haften für Nachteile oder Schäden, die sich aus dem Inhalt des Buches ergeben können. Fehler, Irrtümer, Änderungen sind jederzeit möglich.

Soweit die männliche Form verwendet wird, geschieht dies lediglich zur sprachlichen Vereinfachung.

ISBN 978-3-00-056371-3

Titelbild: Fotolia.com © Artem Shcherbakov; Icons (1.0 CC BY-SA) by entypo.com; Fotos: medicteach GmbH

Die 9 Handwerkszeuge eines Ersthelfers

1 Recht und Moral

Muss ich Hilfe leisten? Muss ich mich selbst gefährden?

§ 323c Strafgesetzbuch: „Unterlassene Hilfeleistung"

(1) „Wer bei Unglücksfällen oder gemeiner Gefahr oder Not nicht Hilfe leistet, obwohl dies erforderlich und ihm den Umständen nach zuzumuten, insbesondere **ohne erhebliche eigene Gefahr** und ohne Verletzung anderer wichtiger Pflichten möglich ist, wird mit Freiheitsstrafe bis zu einem Jahr oder mit Geldstrafe bestraft."

(2) „Ebenwo wird bestraft, wer in diesen Situationen eine Person behindert, die einem Dritten Hilfe leistet oder leisten will."

- *„ohne erhebliche eigene Gefahr"* – Eigenschutz geht immer vor, aber der Notruf geht immer!
- *„ohne Verletzung anderer wichtiger Pflichten"* – z.B.: ein Kind im Buggy, welches Sie nicht alleine stehen lassen können, aber ein Notruf geht in der Regel immer – oder Sie delegieren den Notruf.
- Fühlen Sie sich moralisch verpflichtet. Auch Sie möchten, dass Ihnen geholfen wird. Bedenken Sie bitte, dass „Gaffen" und Behinderung von Einsatzkräften strafbar ist (s. o.)!

Kann mich eine Person verklagen, belangen oder auf Schadenersatz verklagen?

„Ich habe das Marken-Shirt zerschnitten ..."

Ersthelfer sind persönlich und materiell über die jeweilige Landesunfallkasse versichert (SGB VII; § 2 „Versicherung kraft Gesetzes"; Absatz 1, Nr. 13a). Sofern Ersthelfer nicht vorsätzlich oder grob fahrlässig falsch handeln, sind sie sowohl strafrechtlich (Strafgesetzbuch) als auch haftungsrechtlich (Bürgerliches Gesetzbuch) nicht zu belangen!

Wer anruft, zahlt (den Rettungs-Einsatz).

Der Notruf ist immer kostenlos, es sei denn, Sie rufen den Rettungsdienst/Feuerwehr „nur zum Spaß". In allen anderen Fällen zahlt den Einsatz ggf. die Krankenkasse oder die Versicherung des Betroffenen. Weder Feuerwehr noch Rettungsdienst werden Ihnen als Ersthelfer eine Rechnung schicken.

- Sollten Sie die Notfallsituation fehlinterpretiert haben, entstehen Ihnen auch keine Kosten – auch dann nicht, wenn ein vermeintlicher „Patient" einfach geht und keine Hilfe will.

Ich habe den Rettungsdienst/Notarzt gerufen und der kam erst nach drei Stunden!

Bitte unterscheiden Sie zwischen dem Rettungsdienst/Notarzt, den Sie per 112 rufen, und dem „Ärztlichen Notdienst", welcher sich um Husten und Schnupfen am Wochenende und Feiertag kümmert, wenn Ihr Hausarzt geschlossen hat. Die bundesweite Rufnummer des Ärztlichen Notdienstes ist **116117** (ohne Vorwahl).

⚠ **In lebensbedrohlichem Zustand oder wenn Sie sich unsicher sind: 112 wählen!**

Darf ich Medikamente verabreichen (z.B. Aspirin)?

Hier ein klares **Nein!** Sie dürfen als Laie keine Medikamente abgeben oder verabreichen. Sie dürfen aber einer anderen Person bei der Einnahme helfen (z. B. Wasser reichen).

2 Mut

Steigt bereits Ihr Mut zu helfen? Gut so! Mut bedeutet übrigens nicht, dass Sie keine Unsicherheit oder auch Angst im Notfallgeschehen erleben. Stellen Sie sich Ihren Sorgen und gönnen Sie sich auch im Notfall Gedanken- und Verschnaufpausen („step back"), um sich zu sammeln, die Situation zu überblicken und Entscheidungen richtig zu treffen.

3 Eigenschutz

Eigenschutz steht für Sie immer an erster Stelle. Riskieren Sie nie Ihre Gesundheit! Halten Sie von gefährlichen, nicht überschaubaren Situationen Sicherheitsabstand, tragen Sie immer Handschuhe bei der Wundversorgung.

4 Absichern der Unfallstelle

- Bei Erkennen einer Unfallstelle vorsichtig abbremsen, Warnblinkanlage einschalten, Fahrzeuglicht angeschaltet lassen
- Warnweste anziehen (eine Warnweste in jedem PKW ist in Deutschland Pflicht; beachten Sie die Regelungen anderer Länder – Tipp: griffbereit lagern!)
- Warndreieck (griffbereit im Auto lagern!) **auspacken** und vor der Brust tragend hinter der Leitplanke gehend zum Bestimmungsort bringen
- Warndreieck im Straßenverkehr mind. 100 m vor der Unfallstelle aufstellen
- Erst absichern, dann helfen
- Wenn der Unfall hinter einer Kurve bzw. einer Bergkuppe ist: Warndreieck **vor** der Kurve / Bergkuppe aufstellen!
- Bei Wind und Wetter: Nutzen Sie das Auto **nicht** als Wetterschutz!
- Vorsicht vor nicht ausgelösten Airbags nach Unfall: Wirkbereich der Airbags freihalten

Nicht vergessen: Rettungsgasse

Wenn Rettungskräfte im Verkehr nahen, herrscht häufig Stillstand. Das muss nicht sein, da es klare Regeln gibt, um Platz für die Rettungsfahrzeuge zu machen. Sie können bei Herannahen der Fahrzeuge auch rote Ampeln überfahren – aber immer mit größter Vorsicht und Rücksicht auf den fließenden Verkehr!

- **Zweispurige Fahrbahn**
  Sie fahren links und rechts an den Fahrbahnrand, die Rettungsgasse ist in der Mitte
- **Ab dreispuriger Fahrbahn**
  Die Rettungsgasse befindet sich zwischen der äußersten linken Fahrspur und der direkt rechts daneben liegenden Fahrspur

Sonderfall Gefahrgut

Sollten Sie diese orangenen und weißen Warntafeln (s. Bild) sehen ➡ Vorsicht! Abstand halten, Windrichtung beachten (Wind muss in Ihren Rücken wehen) und unter Umständen schnell flüchten!

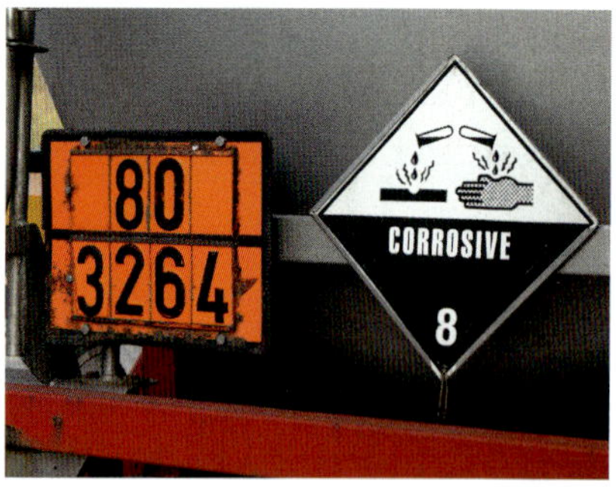

Angaben auf den Warntafeln ablesen und beim Notruf die Zahlen angeben, sofern gefahrlos möglich.

5 Notruf

Rettungsdienst/Feuerwehr: 112 — Polizei: 110

Immer **ohne** Vorwahl. 24 Stunden, 365 Tage im Jahr! Der Anruf ist kostenlos. Ein Anruf von einem Telefon **ohne** SIM-Karte ist (auf gesetzlichen Beschluss) nicht mehr möglich, jedoch **mit** SIM-Karte, aber Sie benötigen **kein** Prepaid-Guthaben. Bei Telefonanlagen kann das Vorwegwählen einer „0" notwendig sein. Die 112 ist der europaweite Notruf!

Das W-Schema dient nur noch der Orientierung. Sprechen Sie ruhig und deutlich, der Disponent fragt Sie ab!

- ***WO?* Exakte Ortsangabe, wo der Notfall ist: Name, Ort, Straße, Hausnummer, Stockwerk, Gebäude, etc.**
- ***WARTEN!* Die Rettungsleitstelle hat Fragen, z.B.:**
  - *Was? Kurz und präzise beschreiben, was passiert ist*
  - *Wie viele Personen? Eine ungefähre Zahl, z.B. bei einem Verkehrsunfall*
  - *Welche Verletzungen oder Erkrankungen? Wissen Sie Genaueres über Verletzungen oder gibt es chronische Erkrankungen?*

Legen Sie nicht auf! Sie können sich durch den Disponenten bei der Reanimation anleiten lassen. Bei Vergiftungen rufen Sie zusätzlich die Giftinformationszentrale an, z.B. (06131) 19240.

Notrufeinrichtungen

— Notrufsäulen an Autobahnen, manchen Landstraßen und öffentlichen Orten

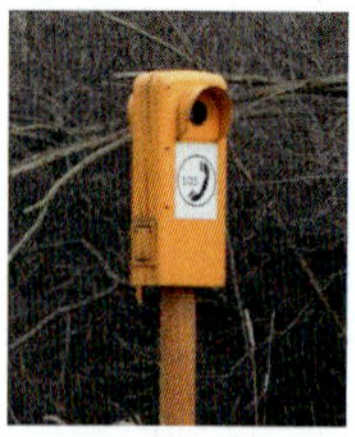

6 Rettungskette

Sofortmaßnahmen (inkl. Notruf) z.B. Situation absichern, Bewusstsein prüfen	➡	**weitere Hilfe** z.B. Lagerung, Betreuung	➡	**Rettungsdienst** medizinische Erstversorgung	➡	**Krankenhaus** medizinische Weiterversorgung

Bei Arbeits- oder Wegeunfällen muss ggf. die Person einen D-Arzt (Durchgangsarzt) aufsuchen.

Rettungsgriff

Der Rettungsgriff ist nur dazu gedacht, in einer Notsituation eine Person zu bewegen. Ein Beispiel wäre, eine bewusstlose oder bewegungsunfähige Person aus dem Bett zu heben bei festgestelltem Herz-Kreislauf-Stillstand (s. Seite 12) oder eine Person aus einem brennenden Auto zu retten (Eigenschutz beachten!).

Rettungsgriff (Auto) in der Bilderfolge:

1 Drehen zum Helfer; greifen Sie unter den Achseln der Person hindurch
2 Legen Sie einen Unterarm quer und fassen ihn mit beiden Händen von oben und strecken die Daumen nach vorn (siehe roter Kreis)
3 Ziehen Sie die Person auf Ihre Oberschenkel. Achten Sie darauf, wo Sie die Person hinziehen und legen sie am besten auf eine (Rettungs-) Decke (s. Seite 29)
⚠ Beruhigen, betreuen und wärmen Sie die Person

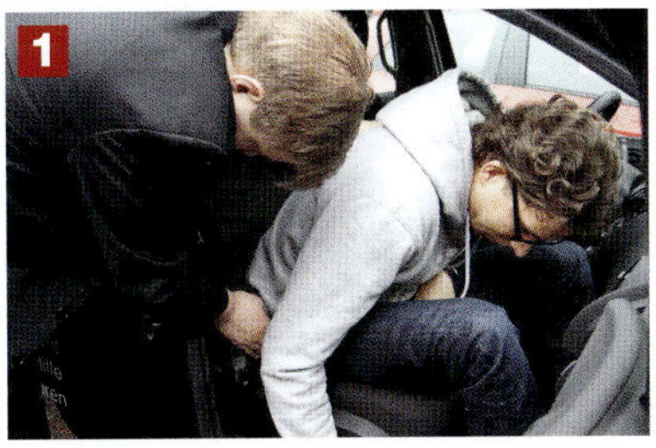

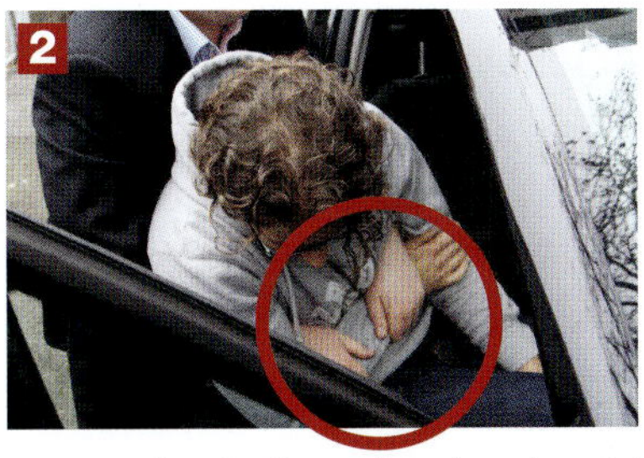

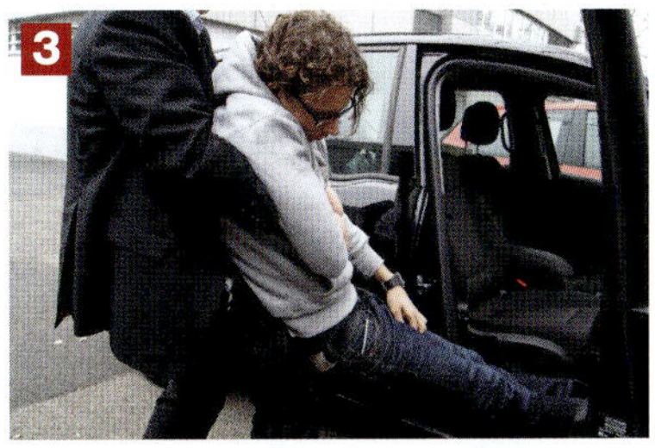

⚠ Achtung: Person muss abgegurtet (ggf. Gurt durchschneiden) und darf mit den Füßen nicht im Fahrzeug verklemmt sein.

Rettungsgriff (Person am Boden) in der Bilderfolge:

1 Sprechen Sie die Person an und stellen Sie fest, ob diese bei Bewusstsein ist
2 Richten Sie die bewusstlose Person auf, indem Sie unter den Nacken und Schultern greifen und setzen Sie die Person auf
3 Fassen Sie den quer gelegten Unterarm mit beiden Händen von oben, strecken Sie Ihre Daumen nach vorne (siehe roter Kreis)
4 Richten Sie sich auf und ziehen Sie den Betroffenen auf Ihre Oberschenkel
5 Lagern Sie die Person auf einer Decke und beruhigen und betreuen Sie sie

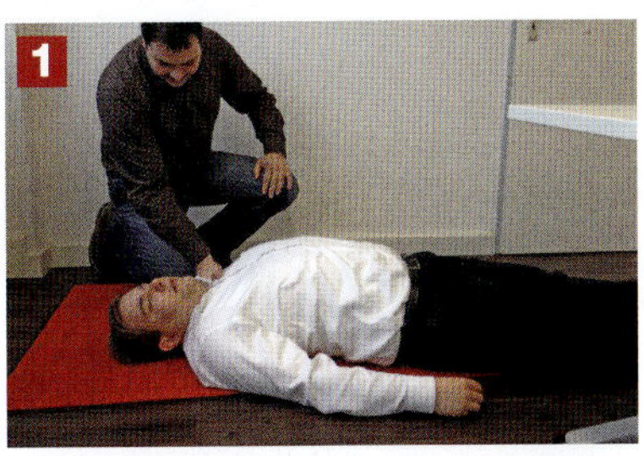

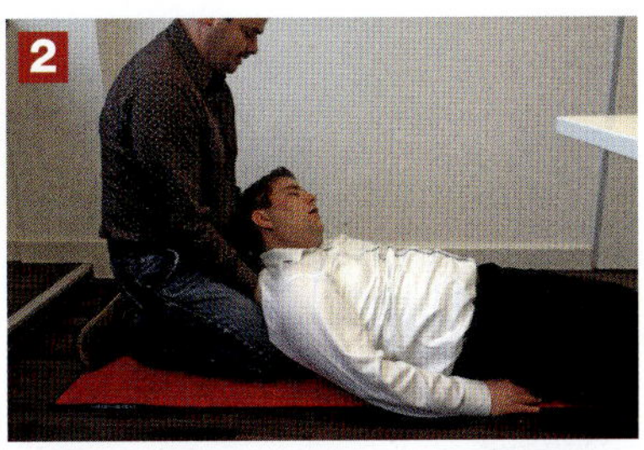

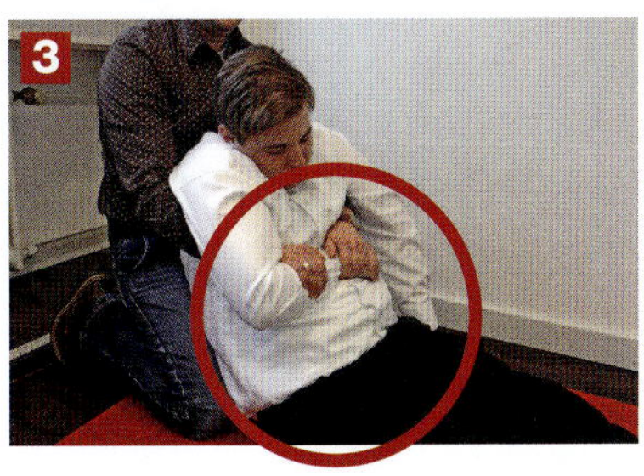

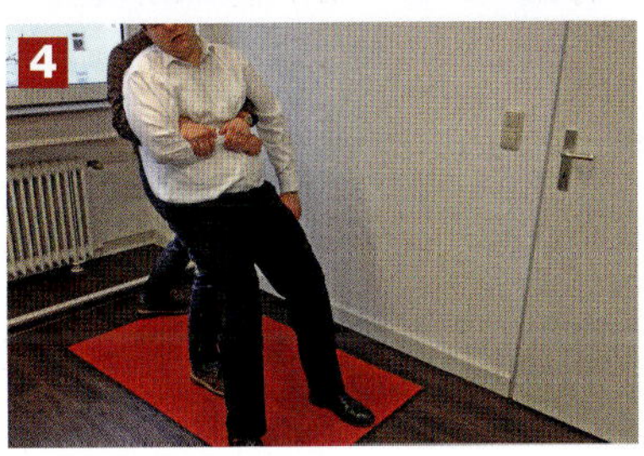

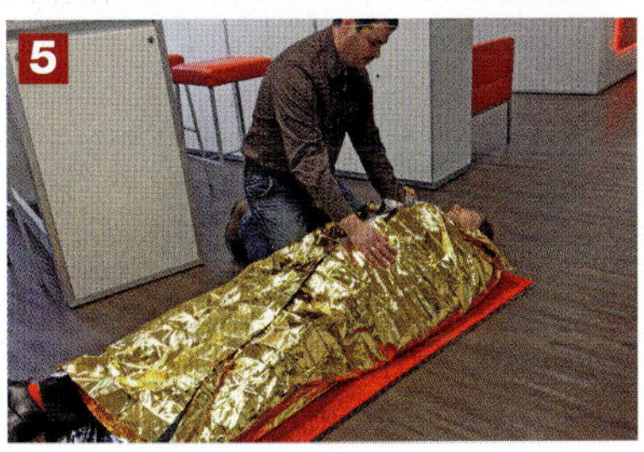

Decke unterlegen s. Seite 29

Psychische Betreuung
Die meisten Personen sind ansprechbar, Sie können daher mit ihnen kommunizieren. Unter psychischer Betreuung versteht man die persönliche, menschliche Zuwendung zu einer betroffenen Person. Sie ist essentieller Bestandteil der Versorgung einer verletzten oder erkrankten Person. Beachten Sie hierbei, die Person über die Situation und die weiteren Maßnahmen zu informieren, keine Vorwürfe zu machen und die Person von Schaulustigen abzuschirmen. Erklären Sie immer, was Sie tun. Darüber hinaus sollten Sie ganz vorsichtig Körperkontakt an Arm oder Schulter suchen und der Person zuhören. Oft geben Personen im Gespräch noch weitere hilfreiche Angaben zum Unfallgeschehen oder ihren Beschwerden. Bleiben Sie selber ruhig – Sie wirken somit umso beruhigender auf die Person.

6 Aufgaben verteilen

Sie können nicht alle Aufgaben alleine bewältigen. Suchen Sie sich daher weitere Personen, die Sie unterstüzen können. Unterscheiden Sie bei den Aufgaben, welche zwingend durch Sie selber durchgeführt werden müssen.

7 Material

Zur Unterstützung Ihrer Hilfeleistung benötigen Sie manchmal Material. Dieses sollte in einwandfreiem Zustand vollständig vorliegen und leicht erreichbar sein. Prüfen Sie daher Ihr Notfallmaterial regelmäßig auf Ablaufdatum und Vollständigkeit.

8 Lebensrettende Sofortmaßnahmen bei Bewusstlosigkeit und Herz-Kreislaufstillstand

Bewusstlosigkeit
Die Bewusstlosigkeit ist vergleichbar mit einem tiefen Schlaf, aus dem die Person aber nicht erweckbar ist. Sie bedeutet zunächst Lebensgefahr! Sollten Sie also eine bewusstlose Person vorfinden, setzen Sie selbst oder eine direkt von Ihnen beauftragte Person sofort einen Notruf ab. Eine Bewusstlosigkeit kann vielerlei Ursachen haben, z. B. eine Vergiftung oder einen Schlaganfall. Es muss zuerst die Atmung sichergestellt werden, um Gehirnschäden zu vermeiden.

Anzeichen
- Person reagiert nicht auf laute Ansprache und Anfassen. Fassen Sie die Person kräftig an den Schultern an. Vorsicht: Säuglinge und Kinder nie rütteln oder schütteln, diese können ein lebensgefährliches Schädel-Hirn-Trauma erleiden

Gefahren
- Völlige Erschlaffung aller Muskeln, völliges Erlöschen aller Schutz- und Schluckreflexe
- Gefahr des Erstickens aufgrund zurückfallender Zunge, Erbrochenem, Speichel oder Blut

Maßnahmen
- Ansprechen / Anfassen
- Hilfe rufen: „Bewusstlose Person“; Rettungsdienst rufen: **112**; oder Notruf veranlassen

- Atemwege frei machen, indem Sie den Kopf überstrecken (s. Seite 12)
- Atmung prüfen (maximal 10 Sekunden!) ➡ Atmung vorhanden (s. Seite 12)
- Stabile Seitenlage, ggf. vorher Brille abnehmen
- Immer bei der Person bleiben und regelmäßig Atmung kontrollieren – wenn keine normale Atmung mehr: Rückenlage ➡ Reanimation! (s. Seite 12)
- Falls noch nicht selber oder durch Dritte durchgeführt, Notruf absetzen: **112**
- Wärmeerhalt (auch im Sommer!)

Stabile Seitenlage in der Bilderfolge:

1 Richten Sie den nahen Arm rechtwinklig nach oben zum Körper aus, die Hand weist dabei nach oben; ggf. Person Brille abnehmen
2 Kreuzen Sie den fernen Arm vor der Brust und führen Sie den Handrücken an die nahe Wange; halten Sie die Hand in dieser Position
3 Beugen Sie das ferne Bein durch Zug am Oberschenkel (nicht am Kniegelenk). Greifen Sie an den von sich entfernten Oberschenkel der Person und ziehen Sie den Bewusstlosen vorsichtig zu sich herüber
4 Kopf erneut überstrecken (stabilisiert durch die Hand der Person) und Atmung kontrollieren
5 Fertige stabile Seitenlage
6 Wärmeerhalt durchführen (Decke möglichst unter Körper), ununterbrochen Atmung kontrollieren. Wenn die Person aufwacht, soll sie erstmal in der Position verbleiben. Setzt die Atmung aus, Person in Rückenlage drehen und Wiederbelebung starten

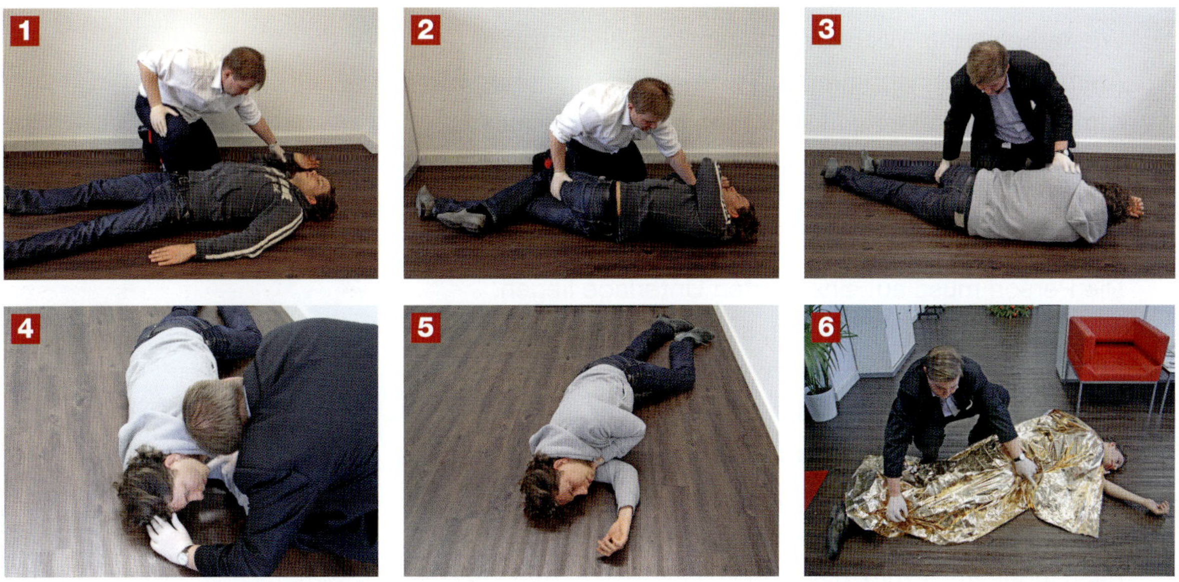

Bei Kindern wird die stabile Seitenlage wie bei Erwachsenen durchgeführt. Ist das Kind dafür zu klein oder ein Säugling, wird es so weit wie möglich auf die Seite gelegt, damit der Mund so tief wie möglich liegt. Diese Lagerung kann mittels eines zusammengerollten Handtuchs o.ä. stabilisiert werden **(s. Bild A)**. Der Kopf des Säuglings wird ganz leicht überstreckt.

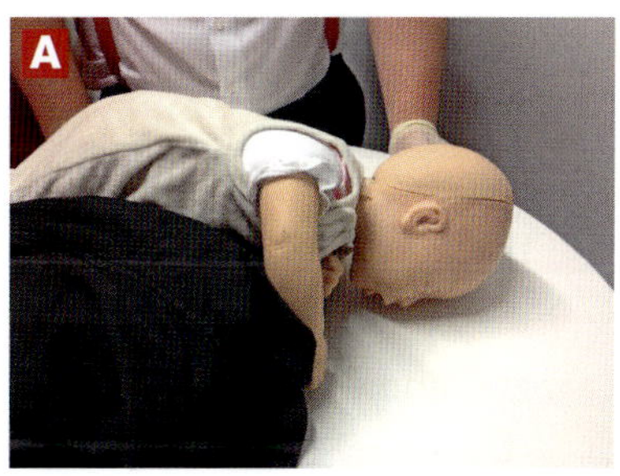

Herz-Lungen-Wiederbelebung („Reanimation")

Die Herz-Lungen-Wiederbelebung wird begonnen, wenn eine Person bewusstlos ist und keine oder eine nicht normale Atmung hat und somit der Kreislauf zusammenbricht. Damit die Person eine Chance auf ein Überleben hat, muss so schnell wie möglich durch Ersthelfer die Reanimation gestartet werden, um schwere Hirnschäden durch Sauerstoffmangel zu verhindern. Die Herzdruckmassagen dienen dazu, die ausgefallene Pumpfunktion des Herzens von außen zu übernehmen, und die Atemspende des Ersthelfers bringt frischen Sauerstoff in die Lunge.

Man beginnt mit **30** Herzdruckmassagen, es folgen **2** Beatmungen; dieses wiederholt sich so lange, bis der Rettungsdienst eintrifft oder die Person wieder beginnt zu atmen. Eine möglichst unterbrechungsfreie Herzdruckmassage ist sehr wichtig, da diese das Blut zum Zirkulieren bringt – und somit den Sauerstoff im Körper transportiert.

Herz-Lungen-Wiederbelebung in der Bilderfolge

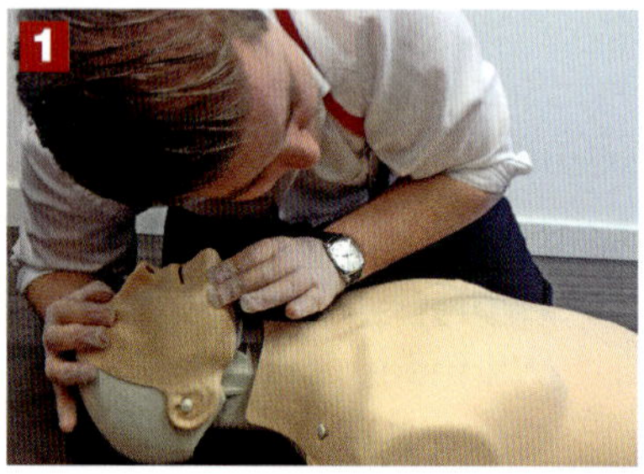

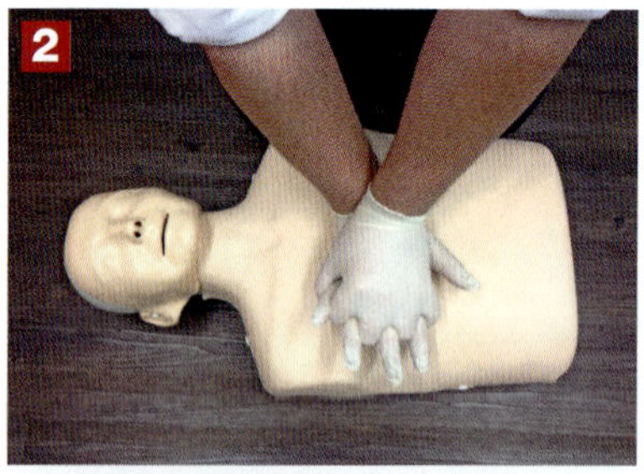

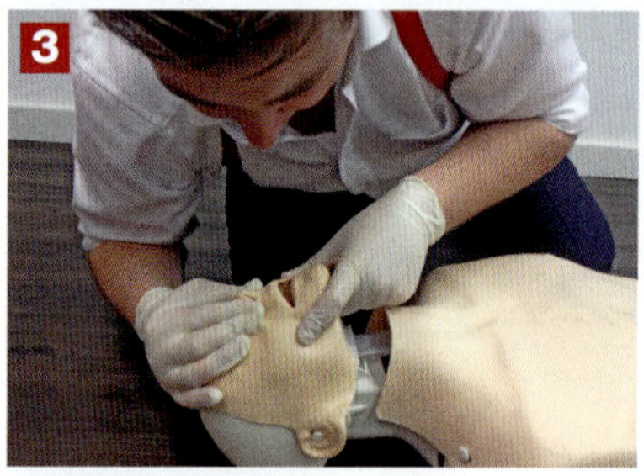

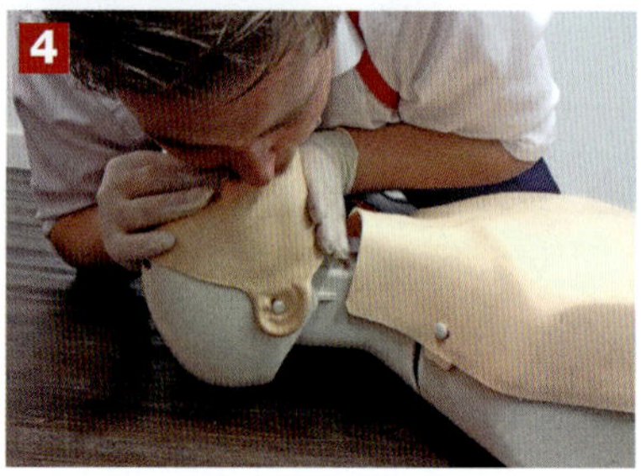

1 Auffinden der Person

Beugen Sie sich zur bewusstlosen Person herunter, überstrecken Sie deren Kopf, indem Sie Kinn und Stirn anfassen und den Kopf vorsichtig nach hinten beugen, um die Atemwege frei zu machen. Schauen Sie Richtung Brust der Person. Sie können die Atmung nun sehen, hören und fühlen. Wenn Sie innerhalb von 10 Sekunden keine Atmung feststellen können, beginnen Sie mit der Wiederbelebung. Wichtig: Gelegentliche, vereinzelte Atemzüge („Schnappatmung") werden als „nicht normale Atmung" bezeichnet und es wird mit der Wiederbelebung begonnen.

2 Herzdruckmassage

Die Person muss auf einer harten Unterlage liegen. Strecken Sie die Arme durch, setzen Sie sich nah im 90-Grad-Winkel neben die Person. Legen Sie einen Handballen auf die Mitte des Brustkorbs und legen Sie Ihre zweite Hand auf die erste. Drücken Sie tief (min. 5 cm, max. 6 cm) und fest bei einer Frequenz von 100–120 pro Minute. Achten Sie darauf, den Brustkorb nach jeder Herzdruckmassage vollständig zu entlasten.

3/4 Beatmung

Machen Sie die Atemwege frei, indem Sie den Kopf der Person überstrecken. Sie fassen an Kinn und Stirn und beugen den Kopf vorsichtig nach hinten. Schließen Sie die Nase, indem Sie sie mit Daumen und Zeigefinger zusammenkneifen. Atmen Sie normal ein und umschließen dann den Mund der Person. Blasen Sie 1 Sekunde gleichmäßig in den Mund und schauen, ob sich der Brustkorb der Person hebt. Während Sie wieder einatmen schauen Sie, dass der Brustkorb der Person sich wieder senkt. Ohne die Kopfposition der Person verändert zu haben wiederholen Sie die Beatmung. Kehren Sie dann wieder zu 30 Herzdruckmassagen zurück. Sollte sich der Brustkorb bei der Beatmung nicht heben, kontrollieren Sie bei der nächsten Beatmung Ihre Technik und entfernen ggf. Fremdkörper aus dem Mundraum. Versuchen Sie ggf. eine Beatmung über die Nase. Sollte dies nicht funktionieren, verlieren Sie keine Zeit und führen nur die Herz-Druck-Massage durch.

Reicht mein Sauerstoff in der Ausatemluft bei der Beatmung einer Person?
Ja, wir haben in unserer Raumluft ca. 21% Sauerstoff, davon verbrauchen wir nur 4% bei der Einatmung; das heißt, Sie atmen 17% Sauerstoff wieder aus. Dies ist genug Sauerstoff für die zu beatmende Person.

Atemspende mit Beatmungshilfe
Zur Atemspende kann eine Beatmungshilfe eingesetzt werden. In eine Folie sind ein Ventil oder ein Filter eingearbeitet. Der Atemspender legt die Folie auf das Gesicht des Patienten und beatmet dann Mund-zu-Mund. Die Beatmungshilfe dient dem Infektionsschutz und hilft, Hemmschwellen bei der Beatmung zu überwinden.

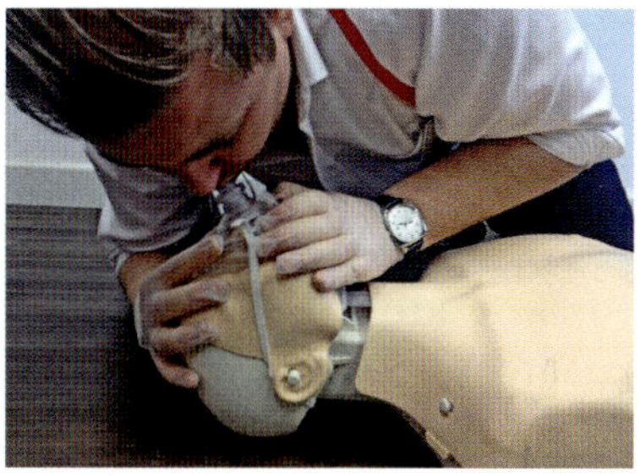

Wenn Sie einen Laien-Defibrillator vor Ort haben
- **sofort holen lassen durch Dritte**
- **sofort anlegen und Anweisungen des Gerätes folgen!**

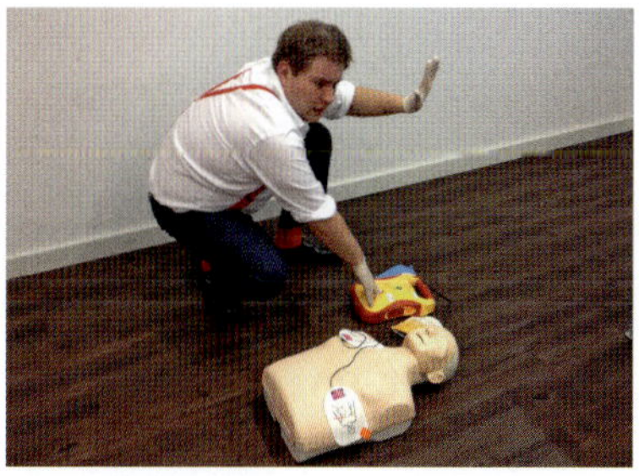

Automatische Externe Defibrillatoren, kurz AED oder Laien-Defibrillatoren
Sobald eine Person einen Herz-Kreislaufstillstand erleidet, starten Sie die Herz-Lungen-Wiederbelebung. Sofern vorhanden, lassen Sie den AED bringen, schalten das Gerät ein, folgen den Sprachanweisungen und kleben die Elektroden auf den entkleideten Brustkorb. Beim Auslösen des AED darf niemand die betroffene Person anfassen.

Ablaufschema zum „Auffinden einer leblosen Person“: s. Seite 44

Ablaufschema zum „Auffinden eines leblosen Säuglings / Kindes“: s. Seite 54

Internistische / neurologische Erkrankungen

Herzinfarkt

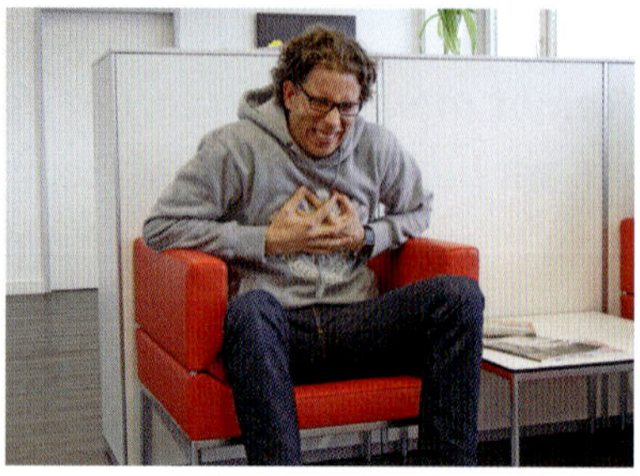

Der Herzinfarkt ist eine der häufigsten Todesursachen. Es bedeutet, dass eines oder mehrere den Herzmuskel versorgenden Gefäße (die sog. Herzkranzgefäße) verstopft sind und damit der Herzmuskel in Teilen beginnt abzusterben ➡ es besteht akute Lebensgefahr!
Doch wird im Notfall immer noch zu lange gezögert. Es heißt für Sie, dass bei geringstem Verdacht **112** gewählt wird. Auch wenn es sich nur um ein Vorstadium eines Herzinfarkts handelt („Angina pectoris").

Risikofaktoren für einen Herzinfarkt
Genetische Faktoren, Übergewicht, Rauchen, Alkohol, Stress, Bewegungsmangel, Bluthochdruck, Herzrhythmusstörungen, Thrombosen, Diabetes mellitus, hohe Cholesterinwerte, Arteriosklerose („Gefäßverkalkung")

⚠ **Wichtig ist, die Person zu beruhigen (das bringt Herzschlag und Blutdruck herunter!) und die Beine NICHT hochzulagern! Die Person muss sitzen, auch wenn sie blass ist. Das Herz muss entlastet werden.**

Anzeichen
- Brustenge
- Schmerzen in der Brust (meist stechend und unabhängig von Ein- und Ausatmung)
- Schmerzen, die ausstrahlen: linker und / oder rechter Arm, Rücken, Bauch, Kiefer
- Druck auf dem Brustkorb
- Schmerzen hinter dem Brustbein
- Atemnot
- Blässe, Übelkeit, Schwindel
- Angst und Todespanik
- Schweißausbruch

Gefahren
- Bewusstseinsstörungen
- Herz-Kreislauf-Stillstand
- Tod

Maßnahmen
- Beruhigen, betreuen Sie die Person und setzen Sie sie aufrecht hin
- Notruf absetzen
- Kleidung lockern, Frischluft zuführen, ggf. bei der Medikamenteneinnahme unterstützen

Schlaganfall

Es handelt sich um einen Gefäßverschluss oder eine Blutung im Gehirn – je nachdem, wo der Verschluss bzw. die Blutung ist, gestaltet sich die Schwere und die Art der Anzeichen. Grund für den Verschluss oder die Blutung im Gehirn sind Ablagerungen in den Arterien.

Risikofaktoren für einen Schlaganfall

Genetische Faktoren, Übergewicht, Rauchen, Alkohol, Stress, Bewegungsmangel, Bluthochdruck, Herzrhythmusstörungen, Thrombosen, Diabetes mellitus, hohe Cholesterinwerte, Arteriosklerose („Gefäßverkalkung")

Anzeichen

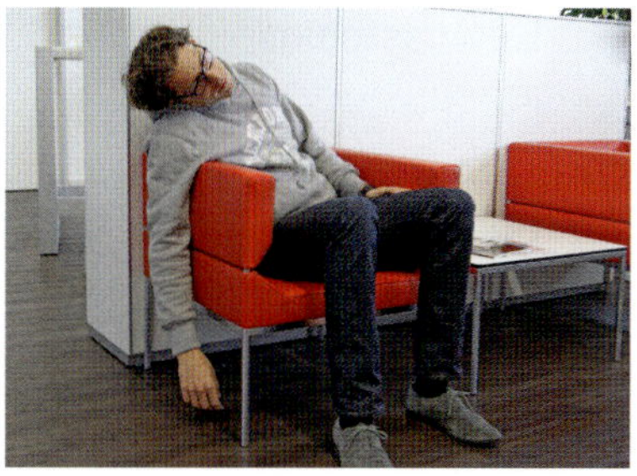

- Lähmungserscheinungen des Körpers, meist halbseitig
- Hängender Mundwinkel, Speichelfluss, Sprachstörung
- Gefühlsstörungen
- Verwirrtheitszustände, Orientierungsverlust
- Kopfschmerzen, Schwindel, Übelkeit
- Sturzneigung
- Sehstörungen
- Einnässen, Einkoten
- Epileptischer Anfall („Krampfanfall")

Gefahren

- Bewusstlosigkeit
- Herz-Kreislauf-Stillstand
- langfristige Folgeschäden
- Tod

Maßnahmen

- Ruhe bewahren
- Rettungsdienst rufen: **112**
- Bei völliger Wachheit: Oberkörper hoch, Person sicher lagern, z. B. gelähmte Körperseite unterstützend abpolstern
- Bei herabgesetztem oder fehlendem Bewusstsein: stabile Seitenlage
- Kleidung locker, frische Luft
- Beruhigen und Betreuen sowie Wärmeerhalt

⚠ **Nie die Beine hochlegen trotz evtl. Schwindelgefühls, da das Gehirn nicht mit einem erhöhten Druck belastet werden darf!**

Kreislaufstörung / Synkope

Eine Kreislaufstörung bzw. Synkope ist eine plötzlich einsetzende, kurz andauernde Bewusstlosigkeit, die spontan wieder aufhört. Es besteht eine kurze Minderversorgung des Gehirns mit Blut. Die Ursache können u.a. Überanstrengung, Flüssigkeitsmangel, eine spontane Änderung der Körperhaltung (z.B. aus dem Bett aufstehen) oder Herzrhythmusstörungen sein.

Anzeichen

- Schwindel
- Flimmern vor den Augen
- Übelkeit
- Schwächegefühl
- Bewusstseinseintrübung

Gefahren

- Sturz
- Bewusstlosigkeit

Maßnahmen

- Beruhigen und betreuen
- Hinlegen, Beine hochlegen (Schocklage), Wärmeerhalt
- Frische Luft
- Rettungsdienst rufen: **112**

Diabetes mellitus

Diabetes mellitus ist eine Stoffwechselkrankheit. Es besteht ein Mangel oder eine Aufnahmeresistenz der Zellen gegenüber dem Hormon „Insulin". Insulin regelt die Kohlehydratverwertung im Körper. Stimmt die von außen zugeführte Menge Insulin oder die vom Körper selber produzierte Menge nicht mit der benötigten Menge zur Verarbeitung von Kohlenhydraten überein, kann es zu Notfallsituationen kommen.

Diabetes Typ 1:

Erblicher Insulinmangel, tritt im Kinder- und Jugendalter, aber inzwischen auch im Erwachsenenalter (absoluter Insulinmangel, die Bauchspeicheldrüse produziert kein Insulin)

Diabetes Typ 2:

„Alterdiabetes": Entwickelt sich im späteren Lebensalter, inzwischen aber auch jüngere Menschen (relativer Insulinmangel durch Insulinresistenz)

Unterzuckerung

Weit häufiger als die Überzuckerung ist die Unterzuckerung. Hierbei hat der Diabetiker zu viel Insulin und zu wenig Kohlenhydrate zu sich genommen. Es kann zu einem „hypoglykämischen Schock“ kommen. Unterzuckerungen können auch gesunde Menschen treffen, beispielweise wenn sie über lange Zeit zu wenig Kohlenhydrate zu sich nehmen.

Anzeichen

- Unruhe
- Zittern
- Schweißausbruch
- Gereiztheit
- Schwindel
- Heißhunger
- Übelkeit

Gefahren

- Ohnmacht
- Sturz
- Bewusstlosigkeit
- Krampfanfall

Maßnahmen

- Beruhigen und betreuen
- Erfragen: Wann und wieviel wurde das letzte Mal gegessen und getrunken?
- Zuckerhaltige Getränke, Schokoriegel oder Traubenzucker reichen (nur wenn Person bei **völligem** Bewusstsein – sonst Gefahr des Verschluckens!)
- Hinlegen lassen, Wärmeerhalt
- Bei Bewusstseinseintrübung: stabile Seitenlage
- Wenn Situation sich nicht bessert oder Person bewusstseinseingetrübt ist: **112** rufen!

Überzuckerung / diabetisches Koma

Seltener als die Unterzuckerung ist die Überzuckerung. Wenn längere Zeit der Blutzuckerspiegel zu hoch war (z. B. bei vergessener Insulineinnahme), kann es zu einer vertieften Atmung (Azetongeruch in der Ausatmung) und einer sehr tiefen Bewusstlosigkeit, dem Koma, kommen.

Maßnahmen

- Kontrollieren Sie die Atmung, wenn die Atmung vorhanden ist, legen Sie die Person in die stabile Seitenlage und kontrollieren weiterhin die Atmung. Setzen Sie den Notruf ab: **112**

Krampfanfall („Epilepsie“)

Ein Krampfanfall des Gehirns (damit sind keine Wadenkrämpfe gemeint!) ist – grob erklärt – ein Verlust des Bewusstseins, eine herabgesetzte Atmung und das völlige oder teilweise Verkrampfen der Muskulatur. Der Krampf kann zwischen Sekunden bis Minuten dauern. Die Person ist sauerstoffunterversorgt, kann blau anlaufen, beißt sich ggf. auf die Zunge und kann einnässen. Es muss schnelle medizinische Hilfe erfolgen.

Sobald eine Person bewusstlos wird und krampft:

- Eigenschutz beachten
- Umgebung freiräumen
- Kopf unterpolstern
- **112** wählen (lassen)
- Nach dem Ende des Krampfanfalls: Atmung kontrollieren; wenn Atmung vorhanden: stabile Seitenlage, Wärmeerhalt, beruhigen und betreuen; wenn keine oder eine nicht normale Atmung vorliegt: Reanimation (s. Seite 12 f.)
- Person kann nach dem Anfall erschöpft oder verwirrt sein

⚠ **Wichtig: Person nicht festhalten! Nichts in den Mund stecken!**

Der Auslöser eines Krampfes kann entweder durch eine bekannte Epilepsie oder durch bestimmte Auslöser wie z. B. Schlafentzug, Stress, Blutzuckerentgleisungen, Medikamentenfehldosierung, Kopfverletzungen oder Lichtimpulse (z. B. Computerspiele) ausgelöst werden.

Asthma-Anfall / akute Atemnot

Die Erkrankung tritt in chronischer als auch in akuter Form wie bspw. bei einer allergischen Reaktion auf. Wichtig ist hierbei, die Situation nicht zu unterschätzen und rechtzeitig den Notruf abzusetzen. Die Personen sind in Panik und können aufgrund zunehmender Verschleimung, Anschwellung und Gewebeverkrampfung in der Lunge nicht mehr richtig ausatmen, sie laufen bläulich an und werden im schlimmsten Fall bewusstlos und eventuell wiederbelebungspflichtig.

Gefahren

- Sauerstoffmangel
- Ersticken / Todesgefahr

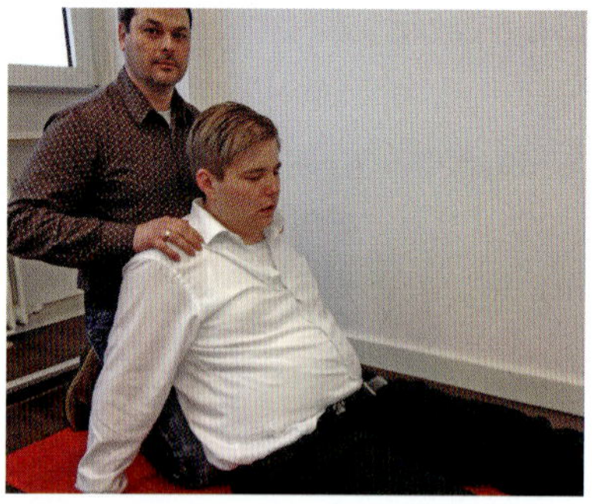

Atemerleichternde Haltung

Maßnahmen

- Oberkörper aufrichten
- Beruhigen
- Rettungsdienst rufen: **112**
- Frischluft zuführen
- Langsam voratmen
- Die Person soll gegen die leicht geschlossenen Lippen ausatmen („Lippenbremse“)
- Die Person fragen, ob sie ein Asthmaspray bei sich trägt
- Asthmaspray ist **nicht** durch den Ersthelfer zu verabreichen

⚠ Wenn die Atemnot durch eine allergische Reaktion ausgelöst wurde, stellen Sie auslösende Allergen schnellstmöglich ab! (Fenster schließen bei Pollenflug; Nahrungsaufnahme beenden; fragen, ob ein Notfall vorliegt; …)

Angstattacken

Es herrscht ein völlig falsches Verständnis über psychische Erkrankungen in unserer Gesellschaft. Viel öfter als wir glauben sind körperliche Anzeichen mit unserem Unterbewusstsein verbunden oder von dort sogar ausgelöst. So sind einige der „Kreislaufnotfälle“ zwar aufgrund von Schwindel, Unwohlsein, Schweißausbruch ausgelöste Notfälle, aber die Kreislaufwerte sind in einem völlig normalen Bereich. So sind oft Stress, Übermüdung und soziale Konflikte Auslöser für kreislaufartige Beschwerden, die Ausdruck von Überlastung unseres Unterbewusstseins sind. Daher versuchen Sie in solchen Fällen eine Basis des Vertrauens zu der Person herzustellen. Wenn notwendig rufen Sie den Rettungsdienst: **112**

Verschlucken / Gefahr des Erstickens Fremdkörper in Luft- oder Speiseröhre

Bei Verschlucken eines Fremdkörpers kann akute Lebensgefahr bestehen. Das sofortige Handeln des Ersthelfers ist dabei entscheidend.

Anzeichen

- Starker Hustenreiz
- ggf. pfeifende Atemgeräusche
- Person kann ggf. nicht sprechen
- Schluckbeschwerden
- ggf. Brechreiz
- erfolglose Atemversuche
- blau-rote Gesichtsfarbe
- Panik
- Person droht bewusstlos zu werden

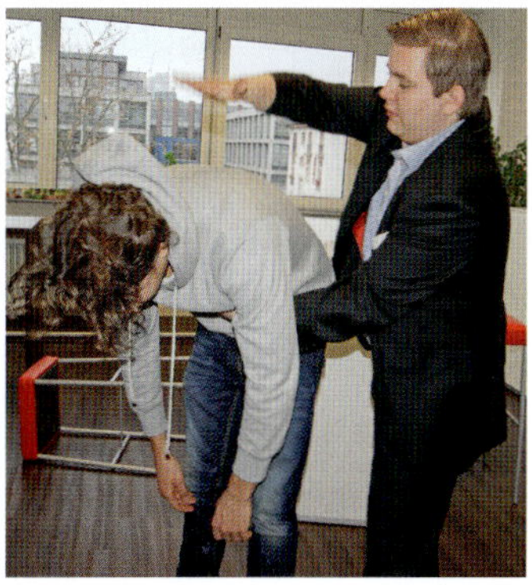

Maßnahmen

- Kann die Person reden, atmen oder husten, fordern Sie sie zum kräftigen Husten auf
- Solange bei Bewusstsein, soll die Person ihren Oberkörper nach vorn beugen und Sie schlagen mit der flachen Hand mit kräftigen Schlägen zwischen die Schulterblätter. Prüfen Sie nach jedem Schlag, ob der Fremdkörper sich gelöst hat
- Rettungsdienst sofort rufen (lassen): **112**

Sollte die Situation sich nicht bessern und die Person droht zu ersticken, kann als äußerste Maßnahme die Oberbauchkompression durchgeführt werden:

- Umfassen Sie die Person von hinten und beugen ihren Oberkörper vor
- Legen Sie eine geballte Faust auf den Oberbauchbereich der Person (unterhalb des Brustbeins) und umschließen die Faust mit Ihrer zweiten Hand
- Ziehen Sie beide Hände nun bis zu fünf Mal kräftig nach hinten oben zu sich hin
- Ist auch diese Maßnahme erfolglos, so wiederholen Sie die Maßnahme und wechseln jeweils mit max. fünf Rückenschlägen ab, bis der Rettungsdienst vor Ort ist
- Wenn die Person bewusstlos ist und keine Atmung hat, beginnen Sie sofort die Wiederbelebung (s. Seite 12)

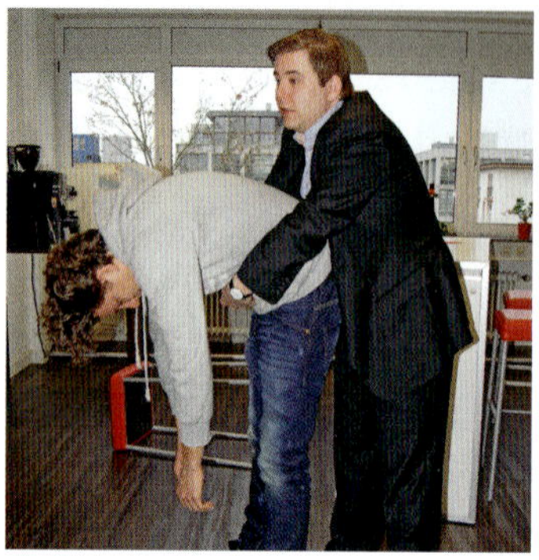

Beinahe-Ertrinken

Bei diesem Notfallgeschehen steht Ihre Eigensicherung im Vordergrund. In ein Wehr, einen großen Fluss oder einen unbekannten See einem Ertrinkenden nachzuspringen, bedeutet für Sie Lebensgefahr! Merken Sie sich, wo Sie die Person das letzte Mal an der Wasseroberfläche gesehen haben, setzen Sie den Notruf ab und weisen Sie die Rettungskräfte ein. Springen Sie nur ins Wasser, wenn Sie als Wasserretter ausgebildet sind. Wählen Sie vorher **112** und machen Sie andere auf sich aufmerksam.

Wenn die Person nach der Rettung aus dem Wasser bewusstlos ist und keine Atmung hat: Reanimation beginnen und wenn vorhanden einen Defibrillator nutzen. Vor Nutzung eines Defibrillators die Person auf trockenen Untergrund ziehen und abtrocknen (dies kann während laufender Herzdruckmassage erfolgen).

Bauchschmerzen

Die Ursachen für Bauchschmerzen sind sehr vielfältig. Hierfür können z. B. ein entzündeter Blinddarm, verdorbenes Essen, Darmverschlüsse, Verletzungen (s. Seite 28) etc. verantwortlich sein. Die Gefahr ist hierbei, dass nach außen hin oft nicht ersichtlich ist, welche Ursache die Bauchschmerzen haben und es ggf. zu inneren Blutungen oder Entzündungen kommen kann. Die Person ist blass und schweissig, die Bauchdecke kann gespannt sein. Das Anziehen der Beine sorgt für Entlastung der Bauchdecke.

Maßnahmen

- Lagerung nach Wunsch, ggf. Beine in Schonhaltung angezogen mit einer Knierolle (s. Bild) ➡ bei Atemnot Oberkörper erhöht lagern
- Beruhigen, betreuen und für Wärmeerhalt sorgen
- Rettungsdienst rufen: **112**

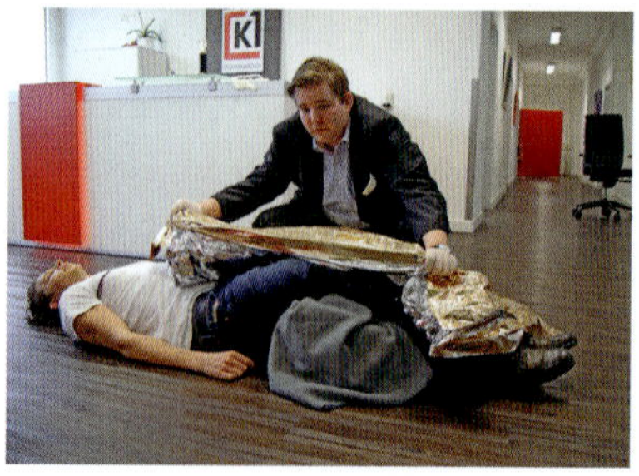

⚠ **Die Person darf nicht trinken, nicht essen und nicht rauchen – da die Person ggf. operiert werden muss, sollte sie möglichst nüchtern sein. Medikamente (z. B. Schmerzmittel) sollen auch nicht genommen werden, da diese die Symptome verfälschen und eine korrekte, zeitnahe Diagnose erschweren.**

Hängetrauma

Das Hängetrauma kann Menschen treffen, die bei der Arbeit in einem Auffanggurt stürzen und dann längere Zeit in diesem Auffanggurt hängen (z. B. durch eine Bewusstlosigkeit bedingt). Während des Hängens versackt eine große Menge des Blutvolumens in den Beinen, da durch die fehlende Bewegung der Beine die sog. „Muskelpumpe“ der Beinmuskulatur ausfällt. Es kann zu einem relativen Volumenmangelschock kommen, der spezielle Maßnahmen der Ersten Hilfe erforderlich macht. Durch die Minderdurchblutung der Organe kann es zu einer lebensgefährlichen Schocksymptomatik kommen.
Anzeichen sind z.B. Blässe, Schwindel, Übelkeit, Unruhe/Angst und Bewusstseinsstörungen. Das Hängetrauma ist ein medizinischer Notfall, die Person muss schnellstmöglich sicher gerettet werden. **Ein Notruf 112 muss abgesetzt werden.**
Sofern keine massiven Blutungen, keine Bewusstlosigkeit oder ein Herz-Kreislaufstillstand vorliegen, muss die Person in sitzender Position (am besten an eine Wand gelehnt) mit möglichst dicht angezogenen Beinen gelagert werden. Bei einer zu schnellen Flachlagerung kann es – aufgrund des massiv zurückströmenden Blutes aus den Beinen – zu einem Herz-Kreislaufstillstand kommen. Sollte die Person bewusstlos sein, ist gemäß des allgemeinen Vorgehens (Stabile Seitenlage, s. Seite 11; Herz-Lungen-Wiederbelebung, s. Seite 12; Reanimations-Ablauf, s. Seite 44) zu handeln.

Schwere allergische Reaktion

Bestimmte Stoffe können bei Menschen nach Kontakt zu schweren allergischen Reaktionen führen. Diese Allergie muss nicht bekannt sein. Es kann sich z. B. um Lebensmittel, Insekten oder auch Medikamente handeln.

Anzeichen:
- Anfänglich Kribbeln im Mundraum, an den Lippen
- Quaddelbildung der Haut mit heftigem Juckreiz
- Atemnot, Kreislaufbeschwerden, Schwellungen
- Übelkeit, Erbrechen
- Bewusstlosigkeit

Gefahren:
- Allergischer Schock
- Herz-Kreislauf-Stillstand

Maßnahmen:
- Allergenzufuhr unterbinden; z. B. Stachel des Insekts entfernen und Einstichstelle kühlen
- Rettungsdienst rufen: 112
- Beruhigen und betreuen Sie die Person, sorgen für Wärmeerhalt
- Bei Atemnot setzen Sie die Person auf, sorgen für Frischluft
- Fragen Sie nach Notfallsets und welche Allergien bekannt sind; helfen Sie bei der Anwendung

⚠ **Handeln Sie rechtzeitig, allergische Reaktionen können einen sehr schnellen, sehr schweren Verlauf haben!**

Insektenstiche im Mund-Rachen-Raum

Insektenstiche im Mund- und Rachenraum können allergische Reaktion in Form einer Schwellung der Schleimhäute und der Zunge hervorrufen. Diese Schwellung kann zu einer Atemwegsbehinderung bis zu einem Verschluss der Atemwege führen und somit eine lebensgefährliche Situation hervorrufen. Die Person kann ersticken, es kann zu einem lebensbedrohlichen allergischen Schock kommen.

Maßnahmen

- Sofortiges Kühlen des Halsbereiches von außen und des Mundbereiches von innen, z. B. Eis lutschen lassen
- Gleichzeitig sofort den Notruf **112** alarmieren (lassen)
- Wird die Person bewusstlos und setzt die Atmung aus (dazu zählt auch die auf Seite 12 beschriebene „nicht normale Atmung“), beginnen Sie umgehend mit der Herz-Lungen-Wiederbelebung bis der Rettungsdienst eintrifft

Zum Verhalten bei Zeckenbissen: s. Seite 49

Chirurgische Notfälle

Gehirnerschütterung / Schädel-Hirn-Trauma

Bei Gewalteinwirkungen von außen, wie z. B. bei einem Sturz auf den Kopf, kann das Gehirn von innen gegen den Schädel schlagen und verletzt werden. Die leichteste Form dieser Verletzung ist die sogenannte „Gehirnerschütterung". Die Person ist ggf. kurzzeitig bewusstlos und hat, nachdem sie wieder bei Bewusstsein ist, die Anzeichen einer Gehirnerschütterung. Diese sind Schwindel, Kopfschmerzen, Übelkeit, Erbrechen und Erinnerungslücken an das Unfallgeschehen.

Maßnahmen

- Beruhigen und betreuen
- Hinlegen und Oberkörper erhöht lagern, zudecken und Wärme erhalten
- Rettungsdienst rufen: **112**
- Bei einer offenen Wunde legen Sie einen Verband an (s. Seite 26)
- Schwellung ggf. kühlen

Helmabnahme beim Motorradfahrer

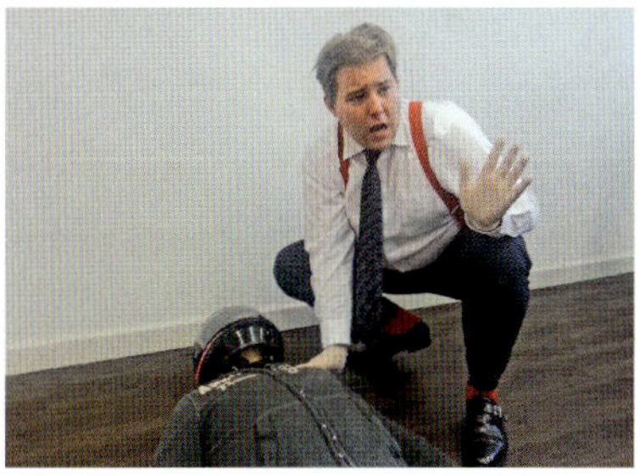

Ein Helm soll den Motorradfahrer vor äußerer Gewalt schützen. Wenn die Person bewusstlos ist, kann der Kopf nicht überstreckt und die Atmung nicht geprüft werden. **Der Helm muss folglich abgenommen werden** – es drohen sonst Erstickungsgefahr durch Blut, Erbrochenes und die Blockierung der Atemwege durch die erschlaffte Zunge.

Maßnahmen in der Bilderfolge (s. nächste Seite):

1 Ansprechen / Anfassen

2 Helfer 1 (siehe Bilderfolge) sitzt hinter dem Kopf der Person und greift von vorn mit beiden Händen in den Helm. Helfer 2 öffnet das Visier und den Kinnriemen (ggf. diesen aufschneiden) ➜ Schere aus Verbandkasten

3 Helfer 1 zieht in Absprache mit Helfer 2 den Helm vorsichtig zu sich zurück und vom Kopf der Person (auf die Nase achten)

4 Helfer 2 fährt an den Ohren (nicht in den Nacken!) am Kopf entlang und fixiert den Kopf

5 Helfer 1 übernimmt die Fixation von Helfer 2 und legt den Kopf auf den Boden

6 Helfer 1 hält den Kopf fixiert; Helfer 2 überstreckt den Kopf vorsichtig, prüft die Atmung 10 Sekunden lang. Wenn Atmung vorhanden, dreht Helfer 2 die Person in Absprache mit Helfer 1 in die stabile Seitenlage. Dabei dreht Helfer 1 den Kopf achsengerecht mit, bis die Person auf der Seite liegt. Der Kopf wird erneut überstreckt und die Atmung kontrolliert

7 Fertige Seitenlage mit Wärmeerhalt

Helmabnahme in der Bilderfolge:

Helfer 1 **Helfer 2**

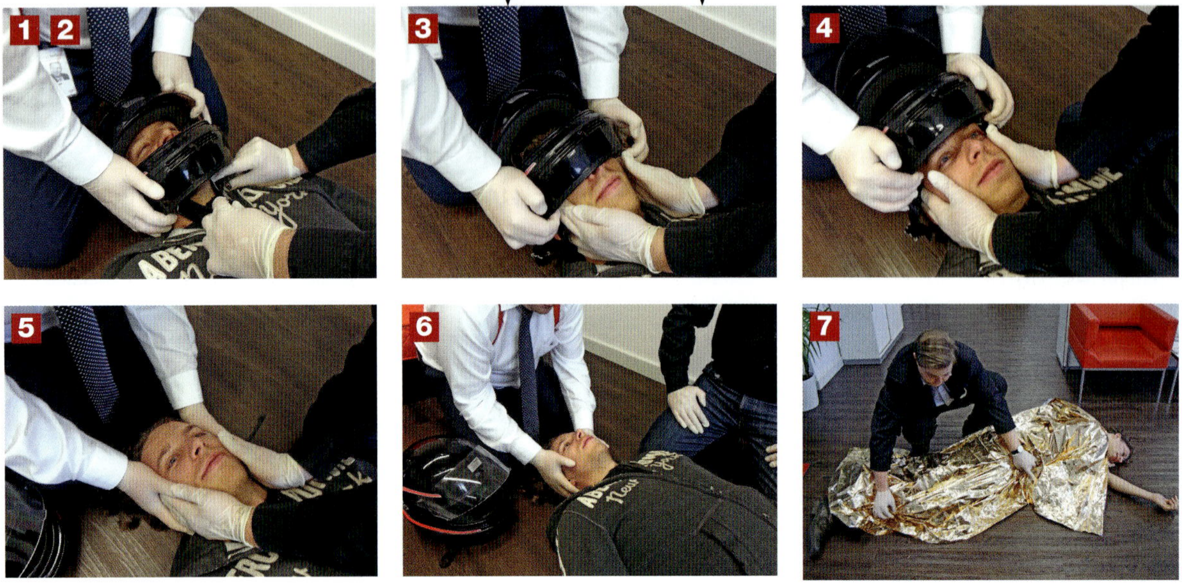

Wenn Sie alleine sind, müssen Sie den **Helm alleine abnehmen**. Setzen Sie sich hinter den Kopf **(s. Bild A)**, stützen Sie den Nacken der Person mit einer Hand und ziehen Sie den Helm vorsichtig ab.

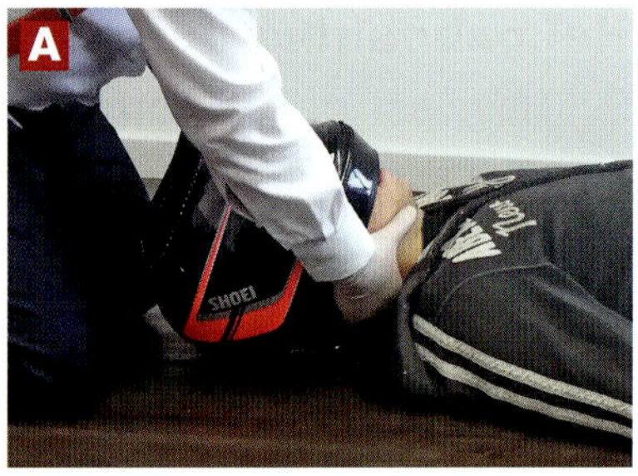

Wirbelsäulenverletzung / Beckenverletzung

Ursache für Wirbelsäulen- und Beckenverletzungen sind Gewalteinwirkungen von außen. Es können schwere Unfälle oder Stürze vorausgegangen sein. Aufgrund der Gefahr von Blutungen und Verletzungen des Rückenmarks kann es zum Schock kommen. Die Person kann innerlich verbluten. Es besteht die Gefahr der Verletzung des Rückenmarks.

Anzeichen

- Unfallhergang
- Lähmungserscheinungen z.B. der Beine
- Kein Gefühl z.B. in den Beinen
- Keine Schmerzen trotz Verletzung
- Evtl. Schmerzen im Rücken
- Fehlstellungen der Wirbelsäule
- Einnässen, Einkoten

Gefahren

- Dauerhafte Lähmung
- Schock
- Atemstillstand

Maßnahmen

- Unfälle: Eigenschutz beachten!
- Bei Bewusstsein: Nicht bewegen und vorgefundene Lage stabilisieren!
- Bewusstlos mit Atmung: stabile Seitenlage mit ggf. achsengerechter Drehung (achsengerechte Drehung nur zu zweit möglich, s. Helmabnahme Seite 23f.)
- Keine Atmung: Herz-Lungen-Wiederbelebung beginnen

Blutung

Eine Blutung entsteht durch Gewalteinwirkung auf den Körper. Es werden Gefäße verletzt aus denen es blutet. Innere Blutungen können von außen nicht sichtbar in die Bauchhöhle, den Brustraum oder die Muskulatur bluten.

Gefahren von großen Wunden und starken Blutungen

- Infektionsgefahr
- Blutverlust, ggf. Verbluten
- Schockgefahr
- Ggf. Lebensgefahr

Maßnahmen: Blutstillung am Arm

- Lassen Sie die Person sich auf den Boden hinlegen
- Ziehen Sie Handschuhe an
- Halten Sie den Arm hoch
- Machen Sie andere Personen auf die Situation aufmerksam
- Lassen Sie einen Helfer das Halten des Arms übernehmen
- Sie selbst nutzen z.B. ein Verbandpäckchen zum Verbinden der Wunde; bei subjektiv starker Blutung nutzen Sie einen Druckverband mit einem zusätzlichen, nicht saugfähigen Druckpolster (z.B. ein zweites, ungeöffnetes Verbandpäckchen)
- Die Beine der Person hochhalten (Schocklage) und für Wärmeerhalt sorgen
- Der Notruf kann nun abgesetzt werden: **112**

⚠ **Wichtig: Es wird weder abgebunden noch abgedrückt. Äußere Blutungen werden durch direkte, lokale Kompression mit oder ohne Hilfe (je nach sofortiger Verfügbarkeit) eines Verbandes gestillt. Abbinden gefährdet die Durchblutung der jeweiligen Extremität.**

⚠ **Wichtig: Es handelt sich um elastische Mullbinden, die sich zusammenziehen. Wickeln Sie ausreichend fest, aber nicht so fest, dass die Mullbinde sich deutlich verjüngt.**

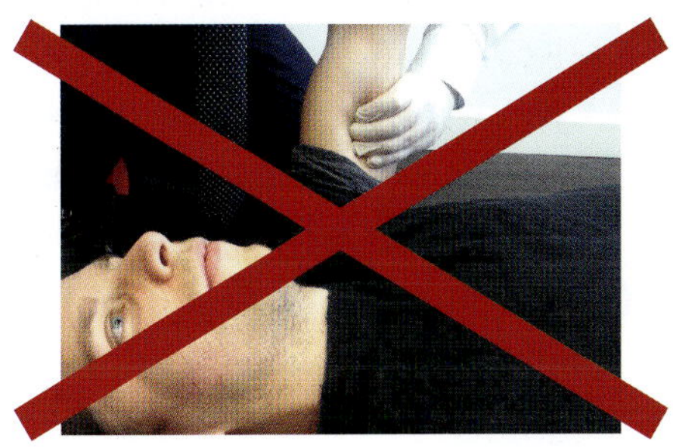

Druckverband

- Ziehen Sie Handschuhe an, legen Sie sich ein Verbandpäckchen zurecht und ein nicht saugfähiges Druckpolster (dies kann ein zweites Verbandpäckchen, eine Taschentuchpackung o.ä. sein). Rollen Sie die Mullbinde vorsichtig ab und legen Sie die Wundauflage direkt und unmittelbar auf die Wunde
- Wickeln Sie die Mullbinde zwei-, dreimal um den Arm und legen Sie dann auf Höhe der Wunde das nicht saugfähige Druckpolster auf und wickeln Sie weiter. Das Ende der Binde können Sie verknoten, festkleben o.ä. Am besten führen Sie diese Maßnahme zu zweit durch.

Druckverband in der Bilderfolge:

1 Der Arm wird hochgehalten und die Blutung durch äußeren Druck gestillt
2 Das Druckpolster wird auf Höhe der Wunde mit eingebunden, z.B. ein zweites, unausgepacktes Verbandpäckchen (nicht saugfähiges Druckpolster, s. o.)
3 Die Mullbinde wird bis zum Ende abgewickelt – ziehen Sie sie nicht zu fest, um nicht eine Abbindung hervorzurufen

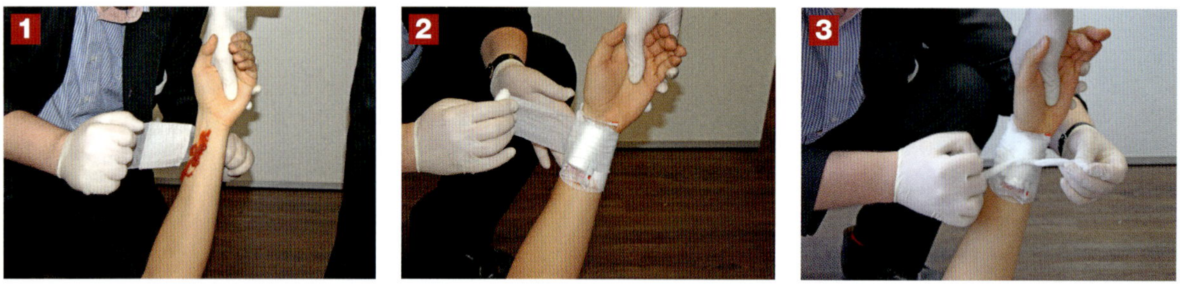

Eine Übersicht der Verbandmittel finden Sie auf Seite 43.

Blutung am Kopf

Maßnahmen

- Ziehen Sie zuerst Handschuhe an
- Legen Sie einen Kopfverband an (s. Seite 27)
- Lagern Sie den Oberkörper der Person erhöht und decken Sie die Person zu
- Rufen Sie den Rettungsdienst: **112**
- Betreuen Sie die Person bis der Rettungsdienst kommt

Wenn die Person bewusstlos wird, handeln Sie nach dem Ablauf auf Seite 10ff. Lesen Sie zu Kopfverletzungen auch das Thema Gehirnerschütterung auf Seite 23.

Wichtig für alle Wunden: Keine Salben oder Hausmittel in oder auf Wunden auftragen.

Kopfverband in der Bilderfolge:

1 Bedecken Sie die Wunde mit einer sterilen Wundauflage („Kompresse")
2 Fixieren Sie die Kompresse mit einem gefalteten Dreiecktuch oder einer Fixierbinde aus Ihrem Verbandkasten. Verknoten Sie das Dreiecktuch oder die Binde seitlich am Kopf

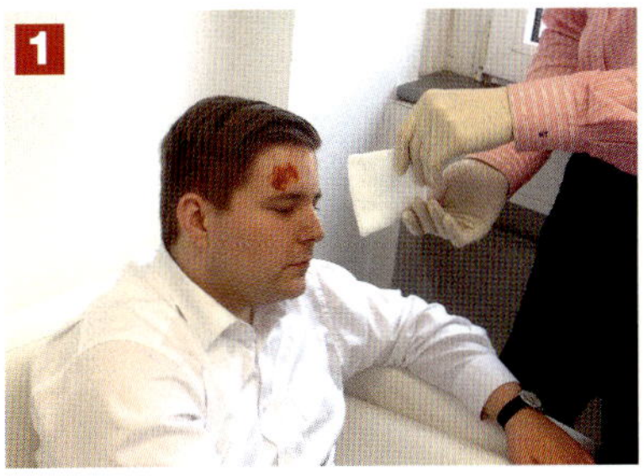

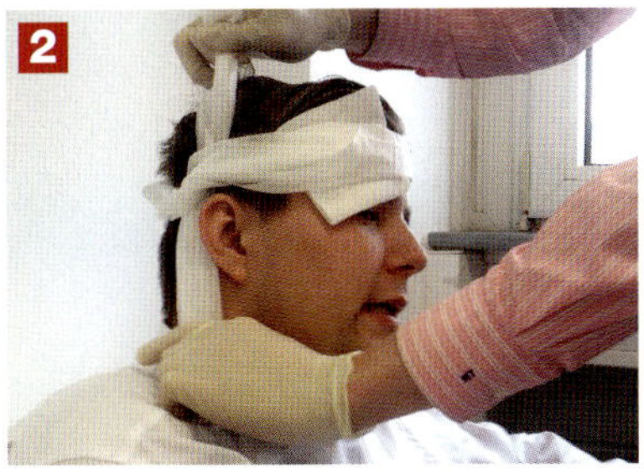

Auf dem Bild sehen Sie die Nutzung eines Dreiecktuchs zur Fixierung einer 10 x 10 cm-Kompresse. Alternative: Mullbinde verwenden.

Blutung am Bein

Maßnahmen

- Ziehen Sie zuerst Handschuhe an
- Üben Sie direkten Druck auf die Blutungsquelle aus
- Legen Sie einen Verband oder einen Druckverband an, je nach Schwere der Blutung
- Rufen Sie den Rettungsdienst: **112**
- Lagern Sie das Bein erhöht und decken Sie die Person zu
- Betreuen Sie die Person bis der Rettungsdienst kommt

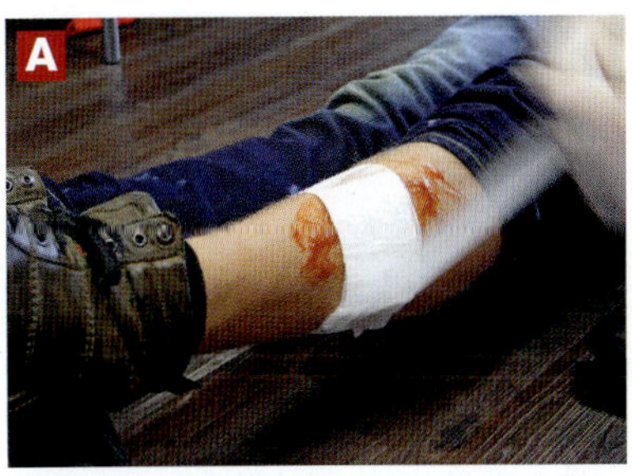

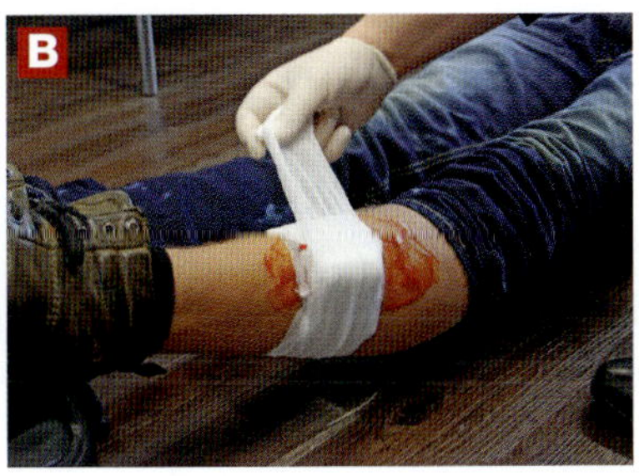

A Verband
B Druckverband

Blutung am Rumpf

Maßnahmen

- Ziehen Sie zuerst Handschuhe an
- Legen Sie nach Möglichkeit einen Druckverband an oder drücken Sie mit Ihren Händen ein Verbandtuch auf die Wunde
- Rufen Sie den Rettungsdienst: **112**
- Schocklage und Wärmeerhalt
- Betreuen Sie die Person bis der Rettungsdienst kommt

Behandlung von Wunden allgemein

Es besteht immer die Gefahr einer Wundinfektion, im schlimmsten Fall droht Wundstarrkrampf (Tetanusinfektion). Hiervor kann nur eine vorbeugende Impfung schützen. Beachten Sie den Impfstatus! Bei verschmutzten Wunden ist eine sofortige Behandlung bei einem Arzt nötig. Aufgrund einer hohen Infektionsgefahr müssen Tier- und Menschenbisse dringend ärztlich behandelt werden.

Bauchverletzungen

Bei Bauchverletzungen kommt es zu Gewalteinwirkung auf innere Organe, welches wiederum zu Blutungen in die Bauchhöhle führen und für die Person lebensbedrohlich werden kann. Von außen sind die Blutungen oft nicht zu erkennen. Die Person kann verbluten und/oder am Schock sterben.

Anzeichen

- Unfallhergang, Prellmarken am Bauch, Schmerzen
- Schock: Person wird blass, kaltschweißig, zittrig
- Bauchdecke spannt sich

Maßnahmen

- Rettungsdienst rufen: **112**
- Lagerung der Person unterstützen oder bauchentspannende Lagerung anbieten (s. Seite 20)
- Bei einer offenen Bauchwunde legen Sie ein Verbandtuch locker auf die Wunde

Brustkorbverletzungen

Brustkorbverletzungen sind das Resultat von stumpfer oder spitzer Gewalteinwirkung (z. B. Verkehrsunfall, Messerstich). Hierbei kann es zur Verletzung innerer Organe wie Lunge und Herz und Rippenbrüchen kommen. Als Folge der Verletzung der Lunge kann es zu Atemnot und Lebensgefahr kommen.

Anzeichen

- Unfallhergang, Prellmarken
- Atemnot
- Bläulich-blasse Hautfarbe
- Blutiger Auswurf (es besteht Lebensgefahr!)
- Schock (Blässe, Schweiß, Unruhe, Bewusstseinseintrübung)

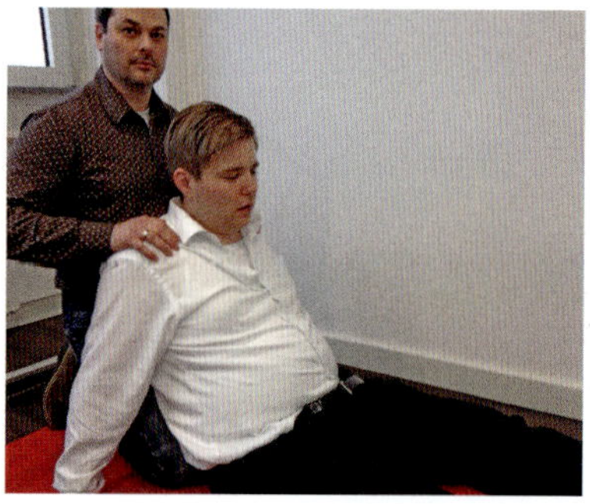

Atemerleichternde Haltung

Maßnahmen

- Rettungsdienst rufen: **112**
- Bei Bewusstsein: Lagern Sie den Oberkörper der Person halbhoch, dass sie sich anlehnen und die Arme abstützen kann, es erleichtert ihre Atmung
- Fremdkörper belassen Sie immer in der Wunde und polstern diese ggf. ab
- Wunden am Brustkorb decken Sie z.B. mit einem Verbandtuch ab
- Sorgen Sie für Wärmeerhalt der Person z. B. durch eine Rettungsdecke und betreuen Sie sie

Schock, z. B. durch starke Blutungen

Ein Schock bedeutet, dass z.B. durch eine starke innere und/oder äußere Blutung, Schmerzen, Angst, starken Flüssigkeitsverlust (Durchfall / Erbrechen), Vergiftungen, allergische Reaktionen oder schwere Verbrennungen / Verätzungen ein Missverhältnis zwischen benötigter, regulärer Blutversorgung und tatsächlicher Blutversorgung der lebenswichtigen Organe entsteht. Dies führt zu einer Kettenreaktion, die je nach Ausprägung lebensgefährlich wird. Sie beugen einem Schock vor, wenn Sie so schnell wie möglich Maßnahmen ergreifen.

Anzeichen
- Ggf. Blutung innerlich und/oder äußerlich
- Blässe
- Schwindel, Zittern, Frieren
- Unwohlsein
- Kaltschweißigkeit
- Angst
- Bewusstseinsverlust

Maßnahmen
- Ggf. Blutung stoppen
- Schocklage (wenn keine Atemnot), Wärmeerhalt
- Beruhigen und betreuen
- individuelle Maßnahmen z. B. bei Vergiftungen / Verätzungen (S. Seite 34 ff.)
- Notruf **112**

Schocklage herstellen und Decke unterlegen in der Bilderfolge:

1 Decke wird zusammengerollt an eine Längsseite der Person gelegt
2 Die Person wird in der Längsachse zu Ihnen gedreht und die Decke so tief wie möglich untergelegt
3 Die Person wird zu Ihrer entfernten Seite weggedreht und die Decke herausgezogen
4 Schließen Sie Decke eng am Körper der Person
5 Schocklage: Beine ca. 20 cm hochhalten oder abgepolstert hochlegen

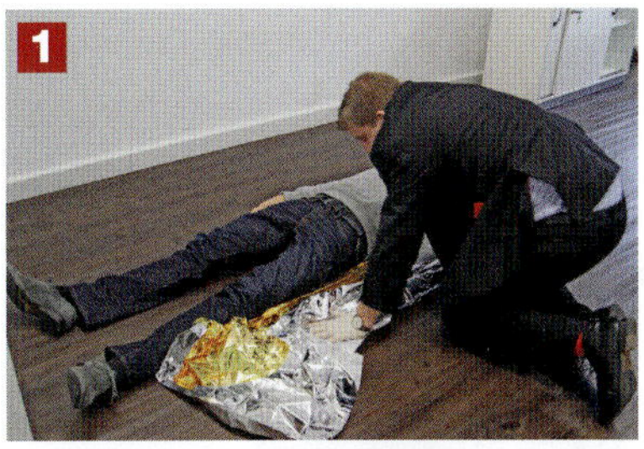

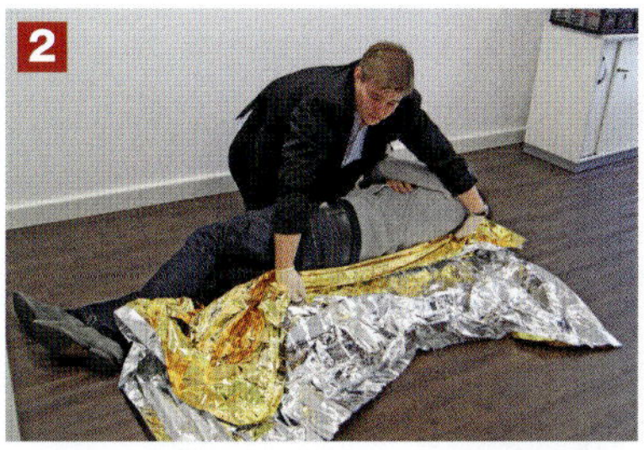

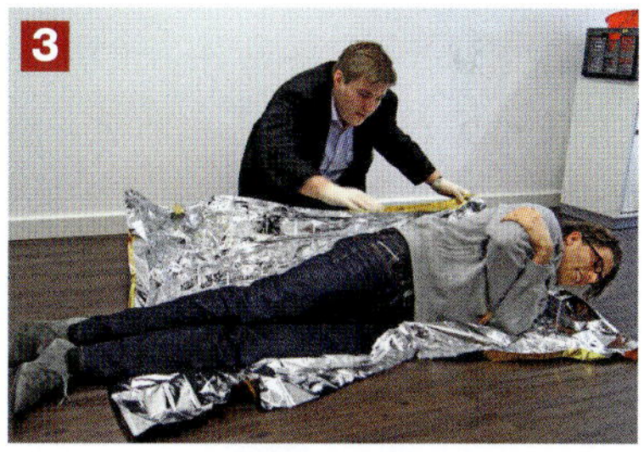

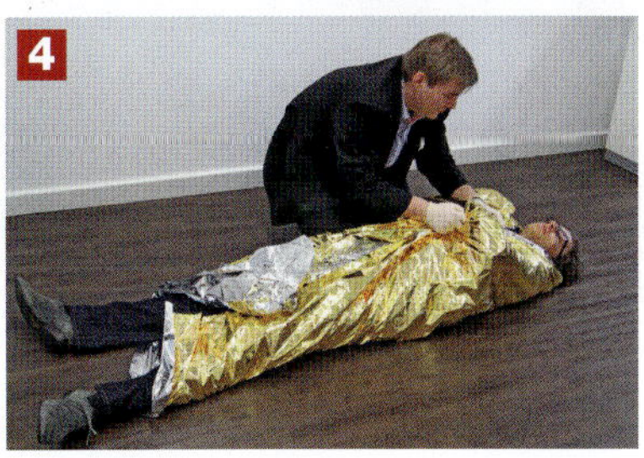

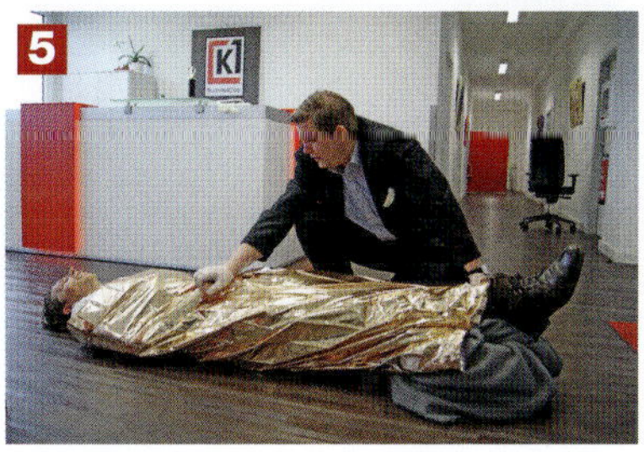

Rettungsdecke (siehe Bilderfolge) zum Wärmen mit der Silberseite am Körper möglichst luftdicht anlegen.

Knochenbruch

Ein Knochenbruch muss zeitnah ärztlich versorgt werden und ist eine Indikation für den Rettungsdienst. Durch einen Knochenbruch gibt es immer eine mehr oder minder schwere Gewebeeinblutung und die Gefahr von Nervenschäden ist gegeben.

- **Geschlossener Bruch**
  Knochen ist gebrochen, Haut ist im Bereich des Bruches nicht verletzt
- **Offener Bruch**
  Wunde im Bereich des Knochenbruchs oder Knochen durchspießt von innen nach außen die Haut und ist sichtbar
- **Wodurch macht sich eine Fraktur bemerkbar? Man unterscheidet zwischen sicheren und unsicheren Bruchzeichen:**
  - Sicher: Knochenaustritt, abnormale Stellung und Beweglichkeit
  - Unsicher: Schwellung, Rötung, Bewegungseinschränkung, Gefühlsstörungen, Schmerzen

Maßnahmen:

- Alle Bruchbereiche werden über die jeweils angrenzenden Gelenke hinaus mit geeignetem weichen Polstermaterial, z. B. einem Kissen, ruhig gestellt
- Entfernen Sie rechtzeitig Ketten, Ringe etc. bevor die Schwellung dieses unmöglich macht
- Kühlung
- Wundversorgung bei einer offenen Fraktur oder Wunde
- Betreuen, Wärmeerhalt, Rettungsdienst rufen: **112**

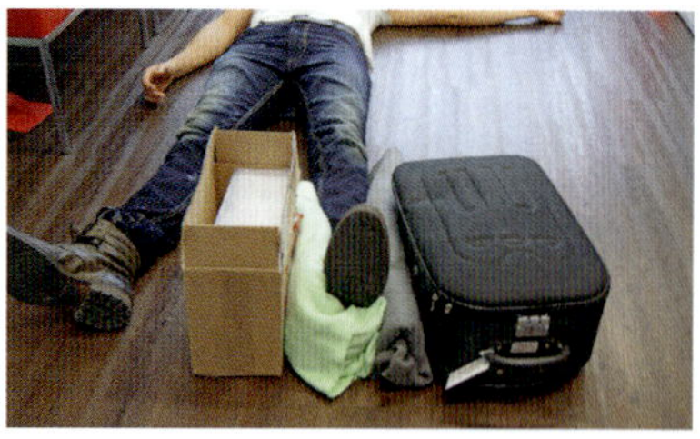

Beinabpolsterung

Wichtig: Versuchen Sie niemals, den Bruch zu richten. Dies verschärft die Gefahr von starken Blutungen, Nervenschäden und Schmerzen und somit die Entstehung eines Schocks.

Armtragetuch in der Bilderfolge:

1 Legen Sie das Dreiecktuch mit der langen Seite Richtung Handgelenk von unten vorsichtig um den Unterarm; die Person soll Ihren Unterarm solange halten, bis das Dreiecktuch sicher sitzt

2 Ziehen Sie das dem Patienten körpernahe Ende hinter dem Kopf der Person entlang; das andere Ende ziehen Sie auch am Oberkörper der Person hoch Richtung Hals und straffen es und stabiliseren die Postition des Unterarm

3 Fixieren Sie mit einem Knoten beide Enden des Dreiecktuchs an einer Halsseite (nicht im Nacken, damit die Person sich noch anlehnen kann)

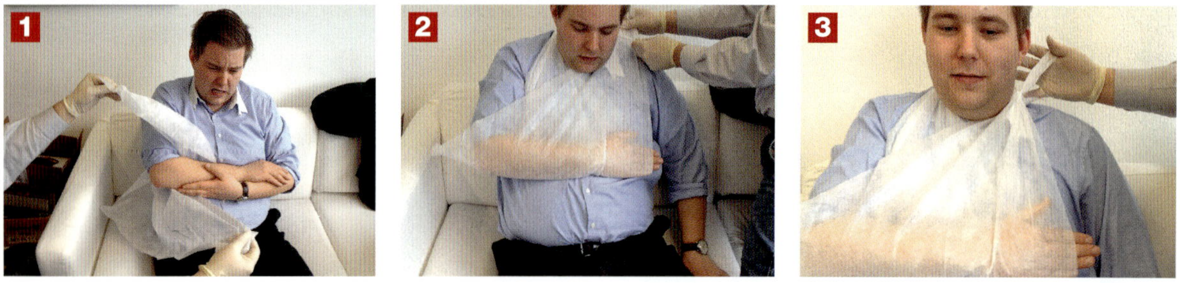

Muskel- und Gelenkverletzungen

Verdrehen, verrenken, ausrenken, zerren, überdehnen, reißen – es gibt viele Möglichkeiten, sich Gelenke, Sehnen, Kapseln und Bänder zu verletzen. Es kommt zu Schmerzen, Schwellungen und Bewegungseinschränkungen. Es muss eine ärztliche Untersuchung erfolgen. Ein gelenknaher Knochenbruch muss durch eine Röntgenuntersuchung ausgeschlossen werden.

Maßnahmen:

- Person beruhigen und betreuen
- Betroffene Körperstelle ruhigstellen
- Extremität hochlagern
- Ggf. Wunde verbinden
- Kühlen nach PECH-Schema: **P**ause, **E**is, **C**ompression (Elastikbinde), **H**ochlagern
- Ärztliche Untersuchung, ggf. Notruf: **112**

Die Verenkung eines Gelenks darf durch Sie nie eingerenkt werden.

Das Kühlen einer Schwellung muss immer temporär erfolgen. Kühlkompressen dürfen nie direkt auf die Haut gelegt werden! Legen Sie sie auf den Verband oder in ein Verbandtuch: keine Erfrierungsgefahr mehr.

Amputation

Bei der Amputation handelt es sich um die Abtrennung eines Körperteils durch Gewalteinwirkung von außen. Eine Amputation kann stark bluten, aber ist beherrschbar. Es steht zuerst die Person im Vordergrund und nicht das amputierte Körperteil. Es besteht akute Schockgefahr!

Was können Sie tun?

- Person auffordern sich hinzulegen
- Eigenschutz: Handschuhe anziehen
- Mit Verbandmittel manuelle Druckkompression und Extremität hochhalten
- Schocklage, Wärmeerhalt, Person beruhigen und betreuen
- Notruf absetzen: **112**
- Wickeln Sie das Amputat in ein sauberes Tuch ein; am besten in ein Verbandtuch aus dem Verbandkasten. **Reinigen Sie es auf keinen Fall und bringen es nicht mit Wasser in Verbindung!** Übergeben Sie das Amputat dem Rettungsdienst. Dieser wird für eine sachgerechte Kühlung des Amputats sorgen.

Fremdkörperverletzung

Fremdkörper (z. B. Nagel in der Hand) müssen in der Wunde belassen werden, denn eine Entfernung eines feststeckenden Fremdkörpers kann zu einer starken Blutung, einer Wundvergrößerung und dem Abbrechen eines Teiles des Fremdkörpers führen. Sorgen Sie dafür, dass der Fremdkörper nicht manipuliert wird, rufen Sie die **112** an und sorgen Sie für Wärmeerhalt, psychische Betreuung und Schocklage, wenn möglich. Ggf. die Wundauflage einschneiden und vorsichtig um den Fremdkörper auf die Wunde legen. Anschließend, wenn möglich, Fremdkörper abpolstern und fixieren.

Augenverletzungen

Augenverletzungen sind schmerzhaft und stellen unter Umständen eine Gefahr für das Augenlicht dar. Unfallbeispiele wären das Verblitzen beim Schweißen ohne Schutzbrille oder das Eindringen von Fremdkörpern. Bei Kleinstfremdkörpern (z. B. Staubkörnern) kann das Reiben von Außen nach innen oder auch ein Ausspülen in selbiger Richtung helfen (siehe Verätzungen Seite 36). Bei großen Fremdkörpern muss dieser stecken gelassen und ggf. abgepolstert werden. Bei Augenverletzungen sollen möglichst beide Augen verdeckt werden (Augenkompressen im Verbandkasten), um die Augapfelbewegungen zu verringern und äußere Reize zu reduzieren. Betreuen Sie die Person intensiv und rufen Sie bei schwerer Verletzung umgehend den Rettungsdienst: **112**!

Nasenbluten

Nasenbluten kann durch ein Trauma (z. B. Nasebohren, Schlag auf die Nase), genetische Gefäßinstabilitäten, Bluthochdruck oder blutverdünnende Mittel hervorgerufen werden. Sollte es häufiger zu Nasenbluten kommen oder das Nasenbluten stark anhaltend sein, konsultieren Sie einen Arzt oder rufen im Zweifel den Rettungsdienst: **112**!

⚠ **Grundsätzlich: Kopf nach vorn und etwas Kühles in den Nacken legen. Bitte nichts in die Nase stecken (Tamponade). Die Person soll das Blut möglichst nicht schlucken, um Übelkeit und ein Verschlucken zu vermeiden.**

Verband- und Wundlehre

Grundregel: Verfälschen und behandeln Sie Wunden nicht mit „Hausmitteln“ aller Art: Mehl, Desinfektionsmittel, Puder, Sprays o.ä. sind tabu! Ausnahme ist bei kleinen Schürfwunden das kurze Abspülen mit klarem Leitungswasser. Inhaltsverzeichnis des Verbandkastens: Seite 43.

Beinverband in der Bilderfolge:

1 Bei leichten und gut erreichbaren Wunden können Sie eine sterile Kompresse nutzen
2 Fixieren Sie diese mit zwei Pflasterstreifen

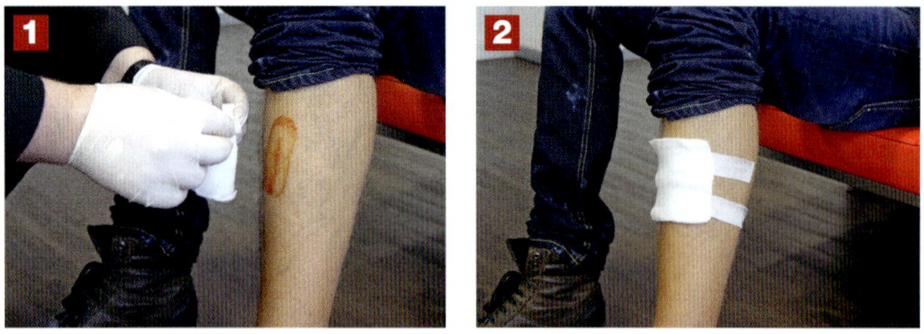

Fingerverband in der Bilderfolge:

1 Schneiden Sie eine ausreichende Größe der Wundauflage des Wunschnellverbands ab (mindestens doppelte Fläche der Wunde) an beiden Seiten dreieckig ein
2 Kleben Sie die eine Seite fest
3 Überschlagen Sie die andere Seite an den eingeschnittenen Enden über die Fingerkuppe und fixieren Sie diese

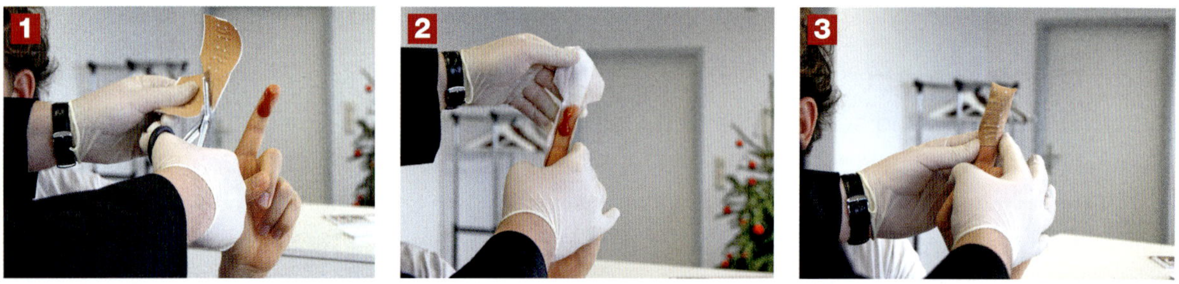

Handverband in der Bilderfolge:

1 Rollen Sie das Verbandpäckchen bis zur sterilen Wundauflage aus und legen diese unverzüglich auf die Wunde
2 Umwickeln Sie die Binde ober- und unterhalb des Daumens um die Hand herum
3 Fixieren Sie die Binde mit einem Knoten oder einem Pflasterstreifen

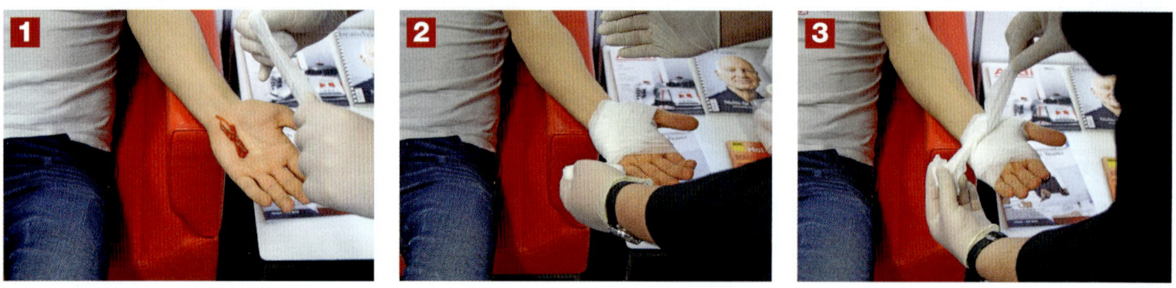

Fußverband in der Bilderfolge:

1 Lassen Sie die Person den Fuß auf eine saugfähige Unterlage stellen

2 Legen Sie die Wundauflage des Verbandpäckchens auf die Wunde und wickeln quer um den Fuß und fixieren den Verband durch abwechselndes Wickeln um das Bein bis die Mullbinde zu Ende ist. Fixieren Sie diese dann mit einem Knoten oder einem Pflasterstreifen

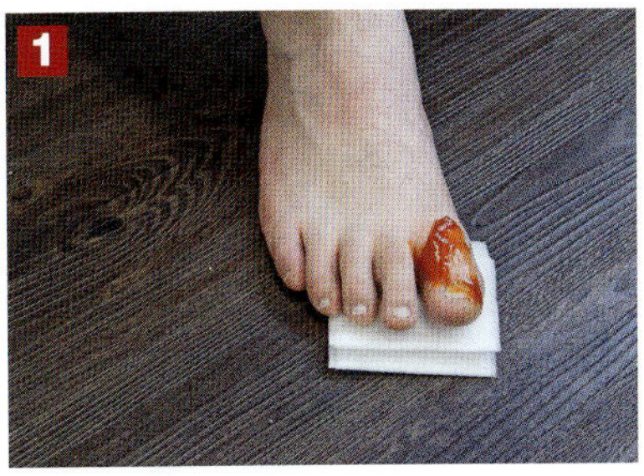

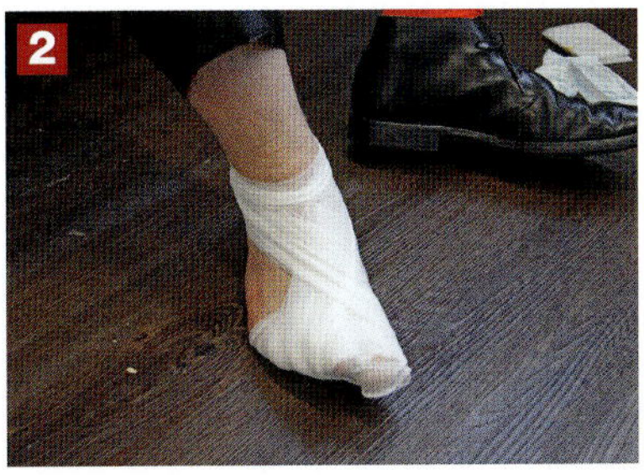

Fußverband bei Muskel- und Gelenkverletzung in der Bilderfolge:

1 Umwickeln Sie den Fuß mit einer Binde, am besten einer Elastikbinde

2 Legen Sie nach ein paar Umrundungen die Kältekompresse auf, wickeln Sie die Binde bis zum Ende weiter und fixieren diese z. B. mit einem Pflasterstreifen

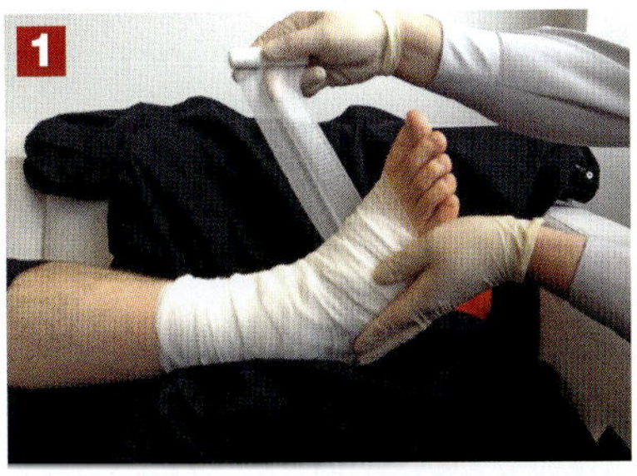

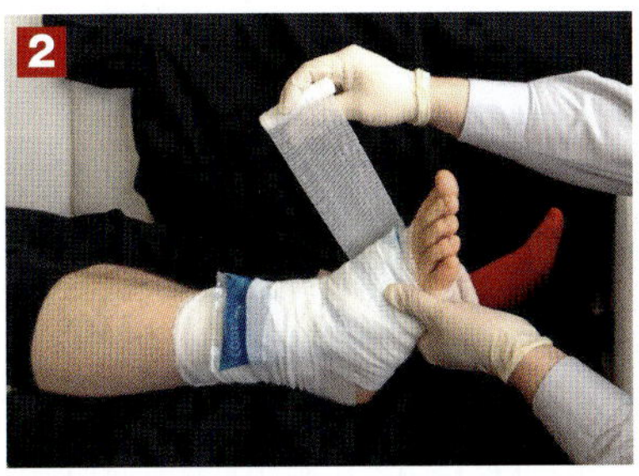

Verbandtuch anlegen in der Bilderfolge:

1 Spülen Sie z. B. die verbrannte oder verätzte Stelle der Haut

2 Legen Sie das Verbandtuch um den Arm

3 Fixieren Sie das Verbandtuch locker mit einer Binde

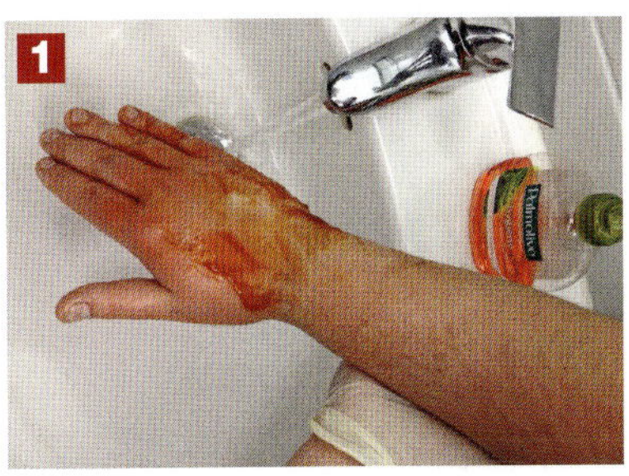

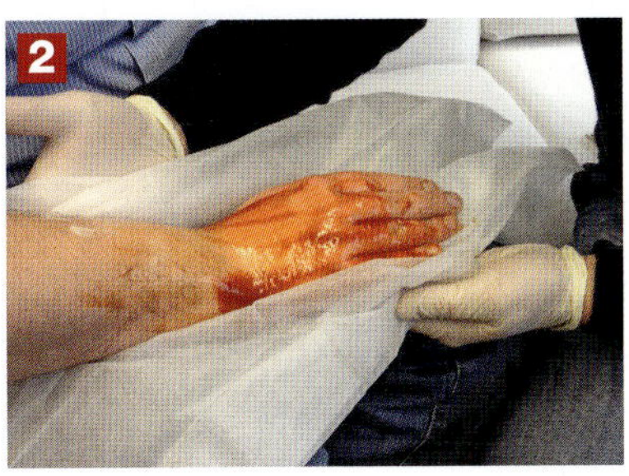

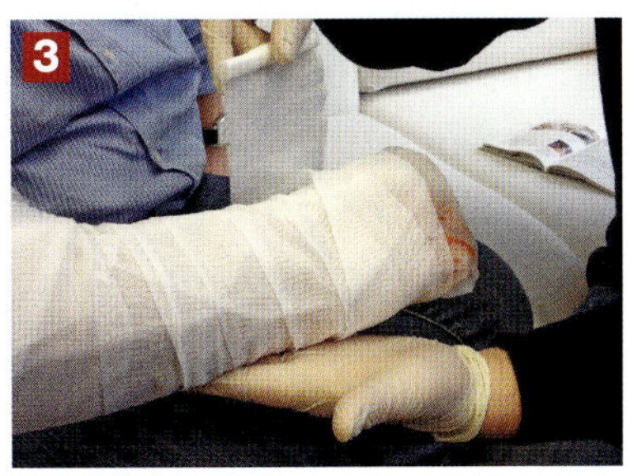

Vergiftung und Verätzung

Giftig / Sehr giftig

Reizend

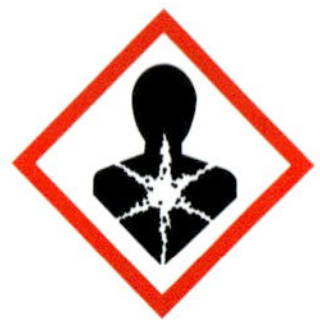

Gesundheitsschädlich

Vergiftungen können vermieden werden – durch das korrekte Tragen von Schutzkleidung, das Platzieren von Giften außerhalb der Reichweite von Kindern und besonderer Aufmerksamkeit bei der bedarfsgerechten Nutzung von Giften. Das Abfüllen von Giften in Getränkeflaschen und ähnliche Gefäße muss unterbleiben. Nach einem Unfall mit Gift muss der weitere Austritt des Stoffes unterbunden werden.

Anzeichen

- Hautausschlag (ggf. Blasenbildung bei einer Verätzung)
- Juckreiz, Schwellungen
- Übelkeit, Erbrechen, Schwindel, Sehstörungen
- Durchfall
- Atemnot
- Verwirrtheit / Wesensveränderung
- Fieber
- Bewusstlosigkeit
- Verätzung, offene Wunden

Gefahren

- Sie und weitere Dritte können sich auch vergiften
- Eigenschutz durch Handschuhe, Notruf, Abstand halten, ggf. Beatmungsmaske nutzen (s. Seite 13) oder Beatmung unterlassen
- Es besteht ggf. Explosions- oder Verpuffungsgefahr

Fragen bei Vergiftung

- Wer ist vergiftet? (Alter, Gewicht)
- Welches Gift wurde genommen?
- Wann wurde das Gift eingenommen?
- Wie hoch ist die Menge oder Konzentration des Giftes?
- Welche Anzeichen hat die Person?
- Welche Maßnahmen haben Sie ergriffen?
- Liegen ein Selbsttötungsversuch oder Gefahr für Dritte vor?

Maßnahmen

- Eigenschutz beachten
- Bewusstsein und Atmung kontrollieren
- Rufen Sie den Rettungsdienst/Feuerwehr: **112**
- Rufen Sie die Giftinformationszentrale an, z. B. **(06131) 19240**
- Führen Sie ggf. die Maßnahmen der Giftinformationszentrale durch
- Wärmen, beruhigen und betreuen Sie die Person

Lassen Sie ohne Rücksprache mit der Giftinformationszentrale die Person **kein** Wasser trinken, und besonders **keine Milch**! Führen Sie **nie** ohne Rücksprache mit der Giftinformationszentrale Erbrechen herbei!
Bei Schädlingsbekämpfungsmitteln ist der Eigenschutz ganz besonders zu beachten, da das Gift über den Hautkontakt übertragen werden kann.

In Betrieben können auf Sicherheitsdatenblätter erste Informationen und Handlungsanweisungen über einen Giftstoff gewonnen werden.

⚠ **Bewahren Sie Erbrochenes und Giftreste auf (Eigenschutz!)**
⚠ **Wenn die Person bewusstlos wird und die Atmung aussetzt**
➡ wiederbeleben (s. Seite 12)!

Vergiftungen durch Gase

Vergiftung durch Kohlenmonoxid

Die Gefahr bei Kohlenmonoxid ist, dass es durch die menschlichen Sinne nicht erfassbar ist. Es entsteht bei Bränden, tritt aus bei defekten Kaminen und Abluftrohren. Es ist für Menschen tödlich und explosiv. Es bindet sich an die roten Blutkörperchen stärker als die Sauerstoffmoleküle und vergiftet somit den Körper von innen.

Anzeichen
- Kopfschmerzen, Müdigkeit
- Übelkeit, Erbrechen
- rosige Hautfarbe
- Bewusstlosigkeit
- Krampfanfälle

Maßnahmen
- Eigenschutz (Eigenvergiftung ➡ Erstickungsgefahr, Explosionsgefahr!)
- Kein eigenmächtiger Rettungsversuch
- Rettung aus Gefahrenbereichen nur durch Fachpersonal mit Atemschutz (Feuerwehr)
- Räume lüften und Person an die Frischluft bringen, sofern gefahrlos möglich
- Im Notruf auf Gasaustritt hinweisen, Dritte vor der Gefahr warnen
- Person bei Bewusstsein: Oberkörper hoch, Frischluft, betreuen
- Person bewusstlos: lebensrettende Sofortmaßnahmen (s. Seite 44)

Vergiftung mit Kohlendioxid

Kohlendioxid entsteht bei Gär- und Verwesungsprozessen, es ist schwerer als Luft und sammelt sich zunächst am Boden. Für Personen ist es lebensgefährlich, weil diese an Kohlendioxid ersticken können.

Anzeichen
- Atemnot
- Schwindel, Unwohlsein
- Bewusstlosigkeit

Maßnahmen
- s. Maßnahmen bei Kohlenmonoxid

Verätzungen

Augenverätzungen

Augenverätzungen sind sehr schmerzhaft und können zur Erblindung führen. Vermeiden kann man dies durch Tragen geeigneter Schutzbrillen und der korrekten Handhabung von ätzenden Stoffen.

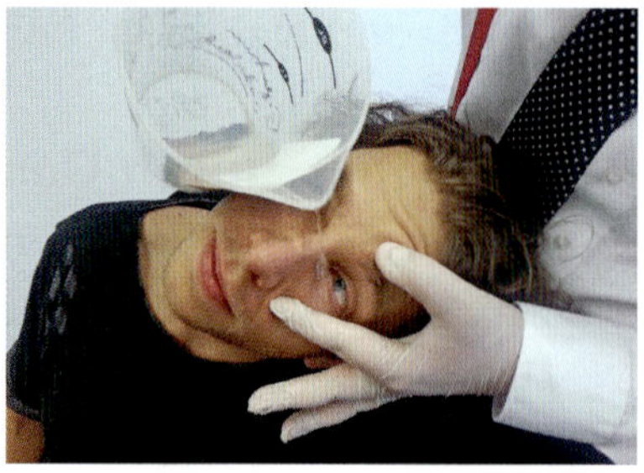

Anzeichen

- Schwellung, Juckreiz, Rötung
- Tränen, Sehstörung
- Schmerzen

Maßnahmen

- Eigenschutz für Ersthelfer
- Ein Helfer hält das Auge auf (säurefeste Handschuhe!) und der andere Helfer spült das Auge
- Aus ca. 10 cm Entfernung das Auge mit Leitungswasser von innen nach außen spülen. Das gesunde Auge darf nicht mit Spülwasser in Kontakt kommen, da es auch verätzt werden könnte
- Im Anschluss das betroffene Auge mit einer Augenkompresse bedecken und beide Augen mit einer Mullbinde oder einem Dreiecktuch zur Ruhigstellung verbinden
- Rettungsdienst rufen: **112**
- Person beruhigen und betreuen, Wärmeerhalt

Äußere Verätzung der Haut

Durch Chemikalien kann es zur Verletzung der Haut kommen; je nach Schwere, Tiefe und Größe des betroffenen Gebiets hat die Person starke Schmerzen und kann einen Schock bekommen.

Ätzend

Maßnahmen

- Eigenschutz beachten (z. B. säurefeste Handschuhe)!
- Mit Chemikalien getränkte Kleidungsstücke entfernen
- Betroffene Stellen unter fließendem, handwarmen Wasser abspülen, bis Schmerz nachlässt
- Wenn kein Wasser vorhanden: Mit keimfreien Material die Wunde abtupfen
- Wunde keimfrei verbinden, z. B. mit Verbandtuch oder Kompresse
- Rettungsdienst rufen: **112**
- Person beruhigen und betreuen, Wärmeerhalt

Thermische Notfälle

Verbrennung und Verbrühung

Bei einer Verbrennung durch offenes Feuer oder einer Verbrühung durch Gase oder Flüssigkeiten kommt es zur Schädigung der Haut und je nach Schwere der unteren Gewebeschichten. Die Tiefe werden in Grade eingeteilt: 1. Grad ist die Hautrötung, 2. Grad ist der Auftritt von offenen und / oder geschlossenen Blasen und der 3. Grad beinhaltet die Zerstörung tieferliegenden Gewebes, sodass die Person keine Schmerzen mehr in diesem Bereich fühlt.
Je größer die Verbrennung oder Verbrühung ist, desto mehr Flüssigkeit und Wärme verliert die Person. Es besteht Schockgefahr und damit unter Umständen Lebensgefahr. Großflächige Verbrennungen dürfen daher nicht gekühlt werden, da dies der Person schadet!

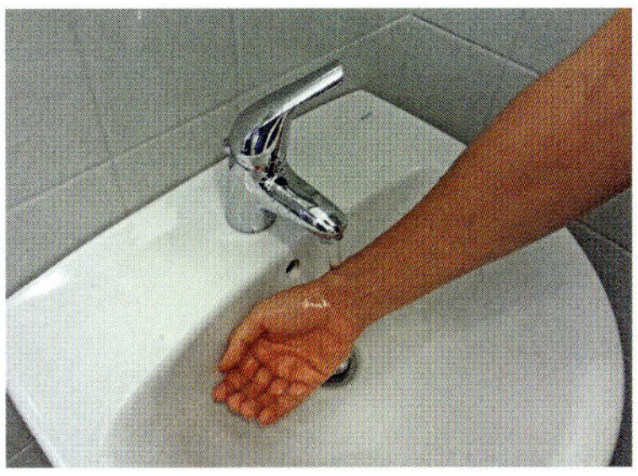

Wenn jemand brennt

- Löschen mit Feuerlöscher (niemals in das Gesicht der Person!), Decken oder Ähnlichem
- Kleidung entfernen, soweit möglich – jedoch keine verbrannte Kleidung aus den Wunden ziehen, sondern mit einer Schere rundherum schneiden
- Kleinfächige Verbrennungen an Armen oder Beinen kurzzeitig mit Wasser abspülen (wenige Minuten, **nie** eiskalt!)
- Das Gesicht können Sie mit feuchten Tüchern kühlen; die Atemwege müssen dabei frei bleiben
- Keimfreie Wundauflagen (z. B. Verbandtuch, s. Seite 33) auflegen
- Beine hochlagern (Schocklage)
- Person mit Rettungsdecke (Silber zum Körper) wärmen
- Person beruhigen und betreuen, bis der Rettungsdienst eintrifft
- Wenn Person bewusstlos bzw. keine oder nicht-normale Atmung ➡ stabile Seitenlage oder Reanimation (s. Seite 10 ff.)

⚠ **Brennendes Fett nie mit Wasser löschen, Explosionsgefahr!**
Fettbrand-Feuerlöscher verwenden. Löschdecken gelten als nicht mehr geeignet für Fritteusenbrände u. ä.

Sonnenbrand

Ein Sonnenbrand sollte insbesondere bei Kindern immer vermieden werden, weil ihre Haut noch nicht so widerstandsfähig ist wie die des Erwachsenen. Bei leichten Sonnenbränden können Sie kühle, feuchte Tücher auf die Haut legen, um Schmerzen zu lindern. Bei schweren Sonnenbränden mit Fieber und Schüttelfrost suchen Sie einen Arzt auf. Meiden Sie die Sonne für mindestens eine Woche bis zum Abklingen der Symptome. Zur Vermeidung von Sonnenbränden nutzen Sie Sonnencreme mit ausreichendem Lichtschutzfaktor, meiden Sie die Sonne und Hitze in der Mittagszeit. Insbesondere Kinder müssen geeignete Kopfbedeckungen und T-Shirts bei starker Sonneneinstrahlung tragen.

Sonnenstich

Ein Sonnenstich ist eine durch punktuelle Sonneneinstrahlung hervorgerufene Reizung der Hirnhäute. Meist nach langen Sonnenbädern, Wanderungen, Cabrio fahren u.ä. in praller Sonne ohne Kopfbedeckung. Es kann zu einer Hirnhautentzündung kommen!

Anzeichen:

— Schwindel, Übelkeit, Erbrechen
— hochroter Kopf
— Nackensteifigkeit
— Bewusstseinsverlust

Maßnahmen:

— Person in den kühlen Schatten bringen
— Person hinlegen, Oberkörper erhöht lagern
— Vorsichtig den Kopf kühlen
— Rettungsdienst rufen: **112**

Unterkühlung

Bei der Unterkühlung ist die Wärmeabgabe größer als die Wärmeproduktion des Körpers. Dies kann bei einem Schock geschehen oder einem Unfall in kalter Umgebung.

Stadium 1

Die Person ist wach und ansprechbar. Entfernen Sie nasse, kalte Kleidung und wärmen die Person von der Körpermitte her auf. Verwenden Sie warme Decken oder die Rettungsdecke aus Ihrem Verbandkasten. Nutzen Sie **keine** aktive Wärme (Rubbeln am Körper, Wärmflasche) und führen Sie **keine** alkoholischen Getränke zu. Warme gezuckerte Getränke, wie z. B. Tee, dürfen Sie der Person geben, jedoch nur wenn die Person bei klarem Bewusstsein ist.

Stadium 2

Die Person ist zunehmend schläfrig und wird bewusstlos. Es kann ein Herz-Kreislauf-Stillstand eintreten. Es besteht Lebensgefahr! In diesem Stadium dürfen Sie keine Aufwärmversuche unternehmen, sondern rufen umgehend den Rettungsdienst. Sie dürfen die Person nicht bewegen, da dies die Körpertemperatur weiter senkt, kaltes Blut zum Herz gelangen kann und der Tod droht („Bergungstod"). Decken Sie die Person zu, z. B. mit einer Rettungsdecke aus Ihrem Verbandkasten. Lassen Sie die Person nicht alleine, drehen Sie sie bei Bewusstlosigkeit in die stabile Seitenlage (S. 11) und kontrollieren Sie regelmäßig Bewusstsein und Atmung. Setzt die Atmung aus, beginnen Sie mit der Wiederbelebung (S. 12 ff.).

Erfrierung

Erfrierung ist die lokale Schädigung von Hautgewebe durch Kälte. Es kommt zu mangelender Durchblutung – somit besteht die Gefahr des Absterbens des Gewebes. Anzeichen sind zu Beginn Schmerzen an der betroffenen Stelle, bläulich-rote Färbung, Gefühlslosigkeit, Bewegungsunfähigkeit. Die schweren Schäden wie Blasenbildung und das Absterben des Gewebes (Schwarzfärbung) treten erst nach Stunden auf. Rufen Sie den Rettungsdienst **112**. Die betroffenen Stellen dürfen **nicht** bewegt oder aktiv erwärmt werden (rubbeln, reiben, Wärmflasche). Bedecken Sie die Körperstellen mit einem Verbandtuch o.ä. Die Maßnahmen zur Unterkühlung haben Vorrang, da Personen mit einer Erfrierung häufig auch eine Unterkühlung haben.

Stromunfall

Stromunfälle im Niederspannungsbereich (unter 1.000 Volt) passieren häufig durch Unachtsamkeit oder Veränderungen an technischen Geräten. Es kann zu lebensgefährlichen Herzrhythmusstörungen und Verbrennungen kommen.

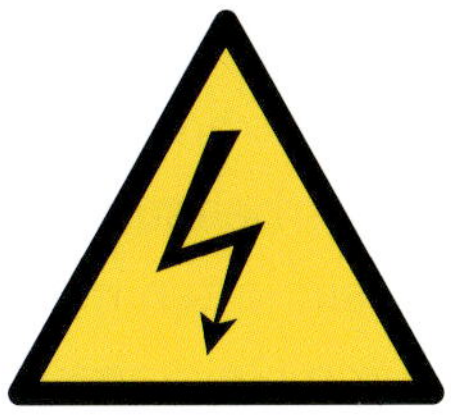

Vorsicht, Hochspannung

Hochspannungsunfälle (über 1.000 Volt) passieren meist nur bei grobem Fehlverhalten. Ein Beispiel wäre das Klettern auf einen Eisenbahnwaggon. Am Boden liegende Starkstromkabel können einen „Spannungstrichter“ erzeugen und somit kann der Aufenthalt im Umkreis von fünf Metern lebensgefährlich sein. Es kann zu lebensgefährlichen Herzrhythmusstörungen, schwersten Verbrennungen oder zum sofortigen Tod kommen. Halten Sie immer einen Mindestabstand von fünf Metern und versuchen keine Rettung der Person auf eigene Gefahr! Allein die Annährung an eine Starkstromquelle kann zum Funkenüberschlag führen. Es besteht absolute Lebensgefahr für Sie! Alarmieren Sie den Notruf und weisen deutlich auf einen „Hochspannungsunfall“ hin. Hochspannungsbereiche sind immer mit gelben Warntafeln gekennzeichnet. Warnen Sie andere Personen vor der Gefahr.

Anzeichen

- Vorgefundene Situation, Unfallhergang
- Zittern am Kabel, Funkenflug
- Brandwunden, Schmerzen
- Taubheitsgefühle, Krampfgefühl in der Brust, Herzrasen, Unruhe, Schwitzen
- Bewusstlosigkeit

Gefahren

- Herzrhythmusstörungen, Herzstillstand
- Dauerhafte Schäden
- Gefahr für den Ersthelfer und Dritte!

Maßnahmen

- Eigenschutz wahren, Sicherung o.ä. ziehen und gegen Wiedereinschalten sichern
- **Person bei Bewusstsein:**
  - Oberkörper hoch lagern
  - Beruhigen, betreuen, Wärmeerhalt
  - Rettungsdienst rufen: **112**
- **Bei Bewusstlosigkeit oder Herz-Kreislauf-Stillstand:**
  - Stabile Seitenlage oder Wiederbelebung (s. Seite 11 ff.), AED holen lassen und einsetzen
- Brandwunden mit keimfreien Material (z. B. Verbandtuch, s. Seite 33) abdecken
- Großflächige Brandwunden nicht kühlen (s. Seite 37)
- Schocklage bei Brandwunden und Schock, Wärmeerhalt
- Auch bei Symptombesserung: Person ärztlicher Behandlung zuführen

⚠ **Die Person nie anfassen, wenn diese unter Strom steht, ggf. mit isoliertem Gegenstand von der Stromquelle trennen.**

Erste Hilfe im Betrieb

Unfallversicherungsträger

Aufgabe der Unfallversicherungsträger ist es, mit allen geeigneten Mitteln Arbeitsunfälle, Berufskrankheiten sowie arbeitsbedingte Gesundheitsgefahren zu verhüten und nach Eintritt von Arbeitsunfällen oder Berufskrankheiten die Gesundheit und die Leistungsfähigkeit der Versicherten mit allen geeigneten Mitteln wiederherzustellen und sie oder ihre Hinterbliebenen durch Geldleistungen zu entschädigen.

Die Anforderungen für Sicherheit im Betrieb sind in der Unfallverhütungsvorschrift DGUV Vorschrift 1 geregelt.

Ersthelferanzahl im Betrieb

Die Unfallversicherungsträger zahlen die Ausbildung der Ersthelfer der bei ihnen versicherten Betriebe. Die DGUV Vorschrift 1, § 26 regelt die Anzahl der zu schulenden Ersthelfer, hier ein Auszug:

(1) Der Unternehmer hat dafür zu sorgen, dass für die Erste-Hilfe-Leistung Ersthelfer mindestens in folgender Zahl zur Verfügung stehen:
1. Bei 2 bis zu 20 anwesenden Versicherten ein Ersthelfer,
2. bei mehr als 20 anwesenden Versicherten a) in Verwaltungs- und Handelsbetrieben 5%, b) in sonstigen Betrieben 10%, c) in Kindertageseinrichtungen ein Ersthelfer je Kindergruppe, (...)

(3) Der Unternehmer hat dafür zu sorgen, dass die Ersthelfer in der Regel in Zeitabständen von zwei Jahren fortgebildet werden. Für die Fortbildung gilt Absatz 2 entsprechend. Personen mit einer sanitätsdienstlichen/rettungsdienstlichen Ausbildung oder einer entsprechenden Qualifikation in einem Beruf des Gesundheitswesens gelten als fortgebildet, wenn sie an vergleichbaren Fortbildungsveranstaltungen regelmäßig teilnehmen oder bei ihrer beruflichen oder ehrenamtlich sanitätsdienstlichen/rettungsdienstlichen Tätigkeit regelmäßig Erste-Hilfe-Maßnahmen durchführen. Der Unternehmer hat sich Nachweise über die Fortbildung vorlegen zu lassen.

Betriebliche Besonderheiten wie Schichtarbeit, große Gelände oder Einzelarbeit sind bei der Anzahl der Ersthelfer zu berücksichtigen.

Betriebssanitäter

Betriebssanitäter haben eine erweiterte Erste-Hilfe-Ausbildung, die auch die Einbindung von weiteren Hilfsmitteln integriert. Der Lehrgang besteht aus einem Grundkurs mit 63 Unterrichtseinheiten und einem Aufbaulehrgang mit 32 Unterrichtseinheiten.

Mindestens ein Betriebssanitäter muss gestellt werden in Betrieben:

- mehr als 1500 Versicherte
- mehr als 250 Versicherte bei besonderem Gefahrenpotenzial
- mehr als 100 Versicherte auf der Baustelle

Dokumentation der Erste-Hilfe-Leistung

Der Unternehmer hat nach § 24 Abs. 6 DGUV Vorschrift 1 dafür zu sorgen, dass jede Erste-Hilfe-Leistung dokumentiert wird. Es bleibt dem Unternehmer überlassen, wie er dokumentiert (Verbandbuch, Meldeformular, elektronische Erfassung). Der Datenschutz ist zu beachten.

Erste-Hilfe-Räume

- mehr als 1000 Versicherte
- mehr als 100 Versicherte bei besonderem Gefahrenpotential
- mehr als 50 Versicherte auf Baustellen

Verbandkasten Inhalt

Der Inhalt ist jeweils DIN-geregelt und muss zu jeder Zeit vollständig sein.
Es gibt den kleinen Verbandkasten (DIN 13157) und den großen Verbandkasten (DIN 13169), wobei zwei kleine Verbandkästen einen großen ersetzen.

Vorhaltung Verbandkästen

Verbandkasten-Inhaltslisten s. Seite 42

Verwaltungs- und Handelsbetriebe

1–50 Versicherte:	1 kleiner Verbandkasten
51–300 Versicherte:	1 großer Verbandkasten
ab 301 Versicherte:	2 große Verbandkästen

für je weitere 300 Versicherte: zusätzlich 1 großer Verbandkasten

Herstellungs- und Verarbeitungsbetriebe

1–20 Versicherte:	1 kleiner Verbandkasten
21–100 Versicherte:	1 großer Verbandkasten
ab 101 Versicherte:	2 große Verbandkasten
pro 100 Versicherte:	1 großer Verbandkasten

Baustellen und ähnliche Einrichtungen

1–10 Versicherte:	1 kleiner Verbandkasten
11–50 Versicherte:	1 großer Verbandkasten
ab 51 Versicherte:	2 große Verbandkästen
pro 50 Versicherte:	1 großer Verbandkasten

Organisation und Hinweise

- Lesen Sie hierzu DGUV Vorschrift 1 sowie die ASR A4.3 Erste Hilfe
- Dienstplan mit durchgehender Bereitstellung von Ersthelfern
- Kennzeichnung mit DIN-genormten Piktogrammen von Material und Einrichtungen
- Regelmäßige Unterweisung der Mitarbeiter über Verfahren und Verhalten bei Notfällen
- Aushang des Plakats DGUV Information 204-001
- Informationsbroschüre Erste Hilfe DGUV Information 204-022
- Informationsbroschüre Automatisierte Defibrillation im Rahmen der betrieblichen Ersten Hilfe DGUV Information 204-010

Weitere Informationen auf www.dguv.de/erstehilfe

Inhalt im Verbandkasten

Häufig sind es nicht die spektakulären Verletzungen, die das Unfallgeschehen in den Unternehmen bestimmen. Kleinere Verletzungen, wie z.B. Schnittwunden, können bereits mit Materialien aus dem Verbandkasten versorgt werden. Das Erste-Hilfe-Material sollte deshalb in Unternehmen schnell erreichbar und leicht zugänglich bereitgehalten werden.

Nach den neuen Normen enthalten die Verbandkästen Kälte-Sofortkompressen, die bei Prellungen, Zerrungen und Verstauchungen hilfreich sind.

Geeignetes Erste-Hilfe-Material enthalten z.B.:

- der kleine Verbandkasten nach DIN 13157
- der große Verbandkasten nach DIN 13169

Zwei kleine Verbandkästen entsprechen einem großen Verbandkasten.

Nr.	Bezeichnung	Stückzahlen im Verbandkasten	
		klein (DIN 13157)	groß (DIN 13169)
1.	Heftpflaster DIN 13019 – A 5 x 2,5	1	2
2.	Wundschnellverband DIN 13019 – E 10 x 6	8	16
3.	Fingerkuppenverband	4	8
4.	Fingerverband E 18 x 2 120 mm x 20 mm	4	8
5.	Pflasterstrip 19 mm x 72 mm	4	8
6.	Pflasterstrip 25 mm x 72 mm	8	16
7.	Verbandpäckchen DIN 13151 – K	1	2
8.	Verbandpäckchen DIN 13151 – M	3	6
9.	Verbandpäckchen DIN 13151 – G	1	2
10.	Verbandtuch DIN 13152 – A	1	2
11.	Kompresse (100 ± 5) mm x (100 ± 5) mm	6	12
12.	Augenkompresse	2	4
13.	Kälte-Sofortkompresse Fläche min. 200 cm^2	1	2
14.	Rettungsdecke 2100 mm x 1600 mm	1	2
15.	Fixierbinde DIN 61634 – FB 6	2	4
16.	Fixierbinde DIN 61634 – FB 8	2	4
17.	Dreiecktuch DIN 13168 – D	2	4
18.	Schere DIN 58279 – B 190	1	1
19.	Folienbeutel	2	4
20.	Vliesstoff-Tuch	5	10
21.	Einmalhandschuhe nach DIN EN 455	4	8
22.	Erste-Hilfe-Broschüre	1	1
23.	Inhaltsverzeichnis	1	1

Übersicht der Verbandmittel

1 **Fixierbinde**
Zur Fixierung von Kompressen, Verbandtüchern o.ä.

2 **Verbandpäckchen**
Fixierbinde mit integrierter Kompresse

3 **Verbandtuch**
Große Kompresse für Brandwunden, Schürfwunden o.ä.

4 **Kälte-Sofortkompresse**
Einmalgebrauch nach Aktivierung durch Drücken. Kühlen von Schwellungen oder Amputaten

5 **Kompresse**
Zur Auflage auf eine Wunde. Kann mit einer Fixierbinde oder Pflasterstreifen fixiert werden

6 **Wundschnellverband**
Umgangssprachlich „Pflaster"

7 **Pflaster**
Klebeband zum Fixieren

8 **Rettungsdecke für den Körper**

9 **Dreiecktuch**
Aufgerollt kann es zum Fixieren einer Kompresse genutzt werden

10 **Beutel (kein Bild)**
PVC-Beutel zum Eintüten von Amputaten oder Zähnen

11 **Augenkompresse (kein Bild)**
Fertig zugeschnittene Kompresse für die Augen

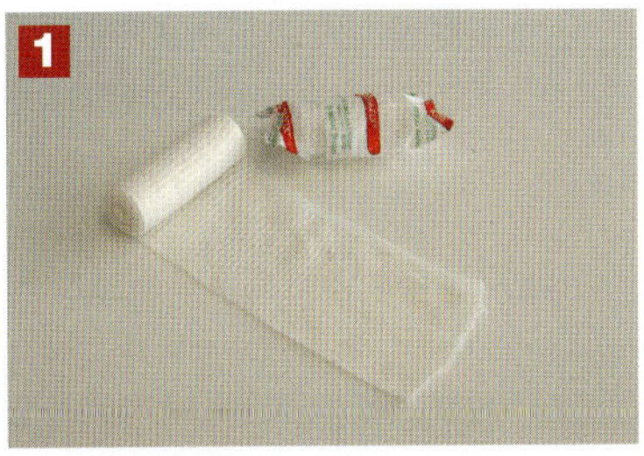

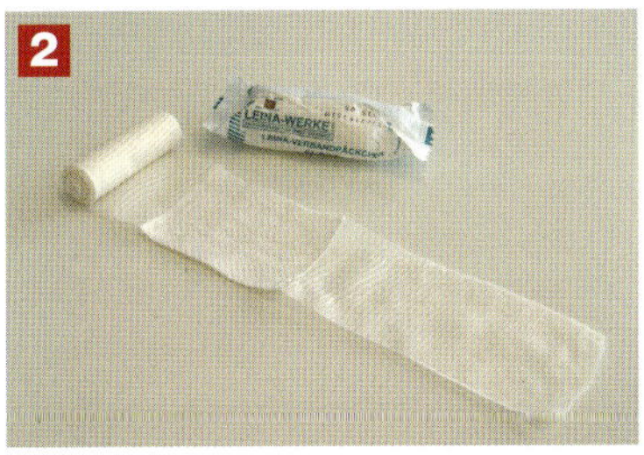

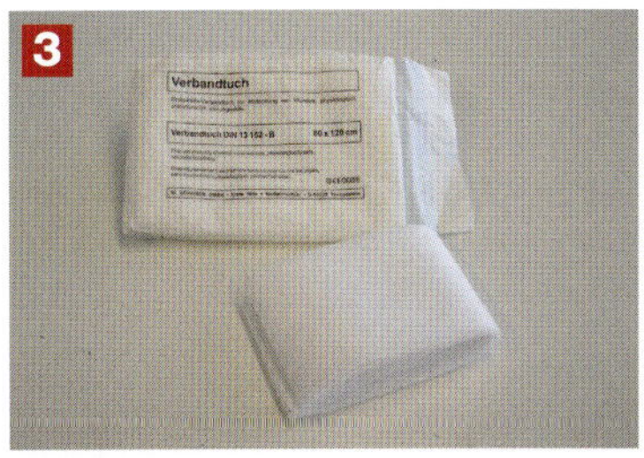

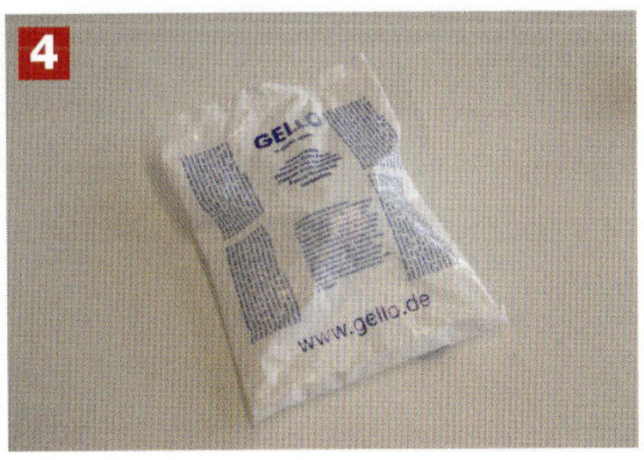

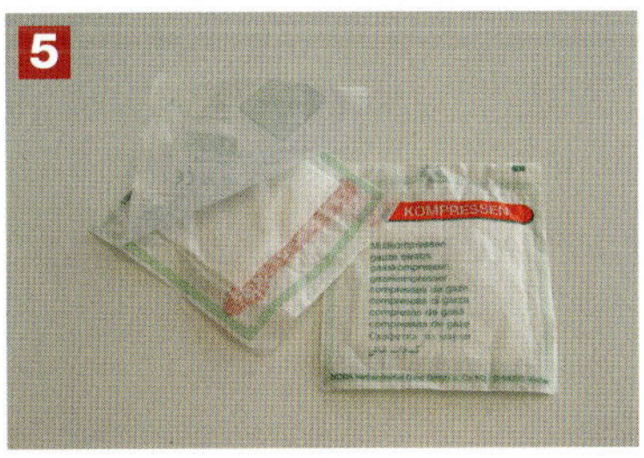

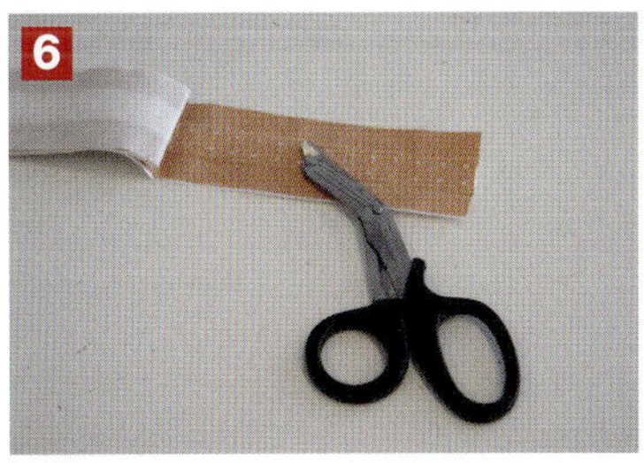

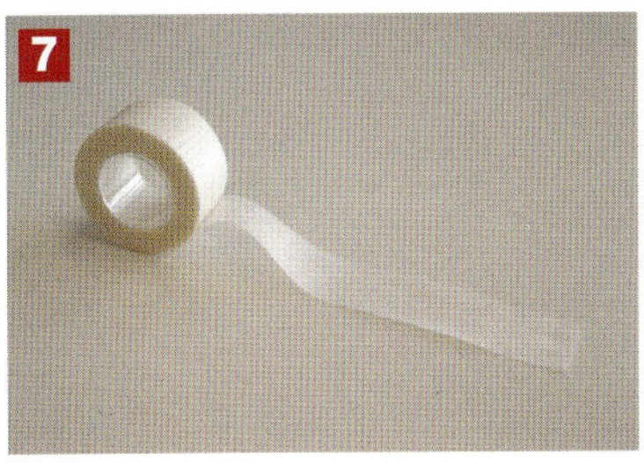

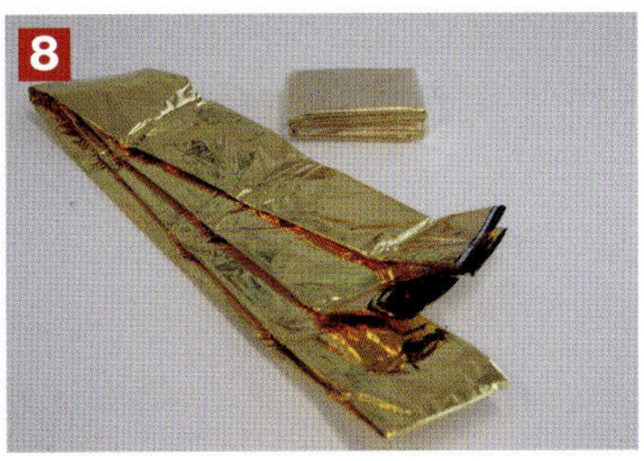

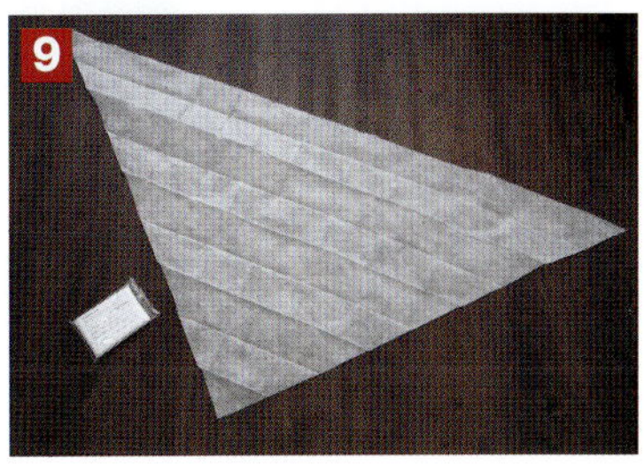

⚠ **Sterilität bedeutet komplette Keimfreiheit. Nach Entnahme ist das Material „nur noch" keimarm. Wundauflagen direkt auf die Wunde bringen. Keine Salben oder Hausmittel in und auf Wunden streichen!**

Reanimationsablauf Erwachsene

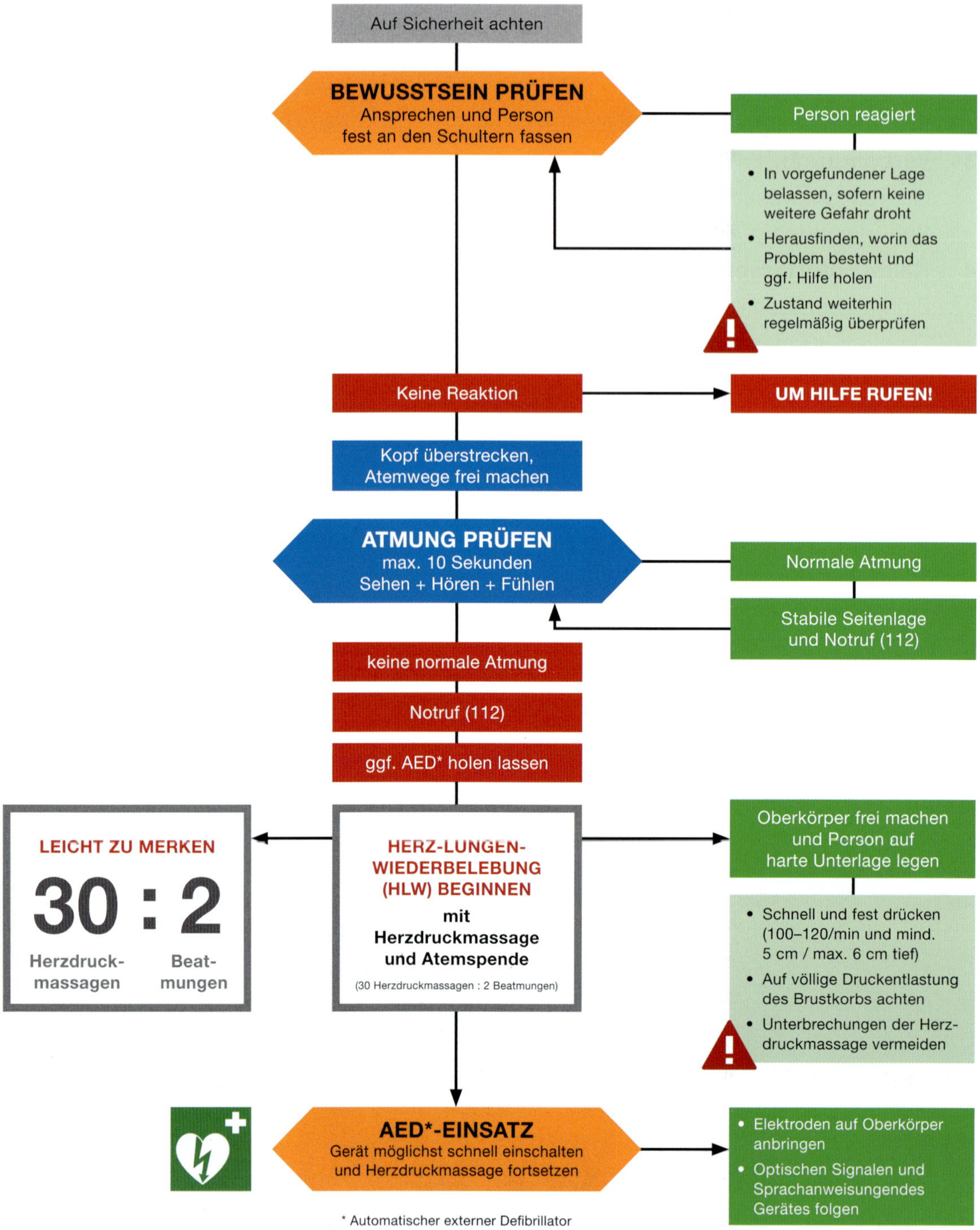

Reanimieren Sie so lange, bis Sie wieder Lebenszeichen feststellen oder der Rettungsdienst die Maßnahmen übernimmt.

medicteach®
The Emergency Manager.
www.medicteach.de

Notfälle im Kindesalter

Erste Maßnahmen bei verletzten und kranken Kindern

Kinder, die verunglücken oder erkranken, sind schwerer zu befragen und daher ist es komplizierter, die Situation richtig zu interpretieren und daraus die korrekten Maßnahmen abzuleiten. Sie brauchen hier viel Einfühlungsvermögen und Ruhe, um selbst ruhig und damit handlungsfähig zu bleiben, aber auch um überhaupt sinnvolle Informationen vom Kind zu erhalten. Seien Sie gelassen, machen Sie keine Vorwürfe und geben dem Kind seine Freiheit, sich Ihnen zu öffnen. Nur dann wird es Ihnen die wirklich wichtigen Angaben mitteilen. In den allermeisten Fällen sind Kinder in einer Notfallsituation ansprechbar und können somit befragt werden. Durch aufmerksames Beobachten des Kindes und der vorgefundenen Situation können Sie häufig wichtige Informationen erhalten. Wie sieht die Haut des Kindes aus: z.B. rot, rosig, normal, blau oder Veränderungen der Hautoberfläche? Wie fühlt sich die Haut des Kindes an: schweißig, heiß, trocken? Durch die Berührung strahlen Sie Ruhe und Vertrauen aus. Achten Sie aber immer darauf, wieviel körperliche Nähe das Kind verträgt und reagieren Sie situativ. Beachten Sie auch, wie das Kind auf Ansprache reagiert, ob es apathisch oder verwirrt wirkt. Sie kennen das Kind in der Regel gut und werden hier einen Vergleich zu einer Nicht-Notfallsituation ziehen können.

Hinweise

- Seien Sie vertrauensvoll, gehen Sie auf das Kind ein und hören Sie aktiv zu
- Gehen Sie zu dem Kind auf Augenhöhe
- Lügen Sie das Kind nie an (z. B. über Schmerzen bei einer Untersuchung)
- Nutzen Sie geeigneten Körperkontakt zur Beruhigung
- Auch die Hinzuziehung eines Kuscheltiers kann helfen - beachten Sie aber insbesondere bei Infektionssituationen, dass dieses sauber sein sollte

Fieberkrämpfe (Epileptischer Anfall durch Fieber bedingt) (s. auch Seite 18)

Säulinge und Kinder bis ca. zum 7. Lebensjahr können Fieberkrämpfe erleiden. Hierbei handelt es sich nicht um genuine („echte“) Epilepsie, sondern um einen Krampfanfall, der durch spontanen Anstieg des Fiebers über 38,5 Grad ausgelöst wird. Die Kinder haben in der Regel vorab eine schon bekannte Infektion mit Temperaturanstieg. Die Dauer kann dabei von Sekunden bis Minuten gehen, es kann zu Sauerstoffunterversorgung kommen. Das Kind krampft und ist bewusstlos.

- Während des Krampfes halten Sie das Kind **nicht** fest und stecken **nichts** in den Mund!
- Unterpolstern Sie den Kopf und schützen es vor Abstürzen, z. B. vom Wickeltisch. Räumen Sie bei Bedarf Gegenstände aus dem Weg. Rufen Sie den Notruf **112**.
- Bewahren Sie Ruhe und betreuen Sie das Kind während und vor allem nach dem Krampf psychisch
- Prüfen Sie die Atmung und sichern Sie bei erhaltener Atmung die Atemwege durch die Stabile Seitenlage **nach** einem Krampfanfall (s. Seiten 11 ff.)
- Sorgen Sie für Wärmerhalt und bedenken, dass es erneut zu einem Krampfanfall kommen kann

Schreikrampf

Wenn das Kind im Rahmen einer Situation von Wut, Schmerz oder emotionaler Entgleisung beim Schreien erlebt, kann es zu einem Atemaussetzer kommen; die Lippen können blau anlaufen und das Kind für Sekunden das Bewusstsein verlieren. Wenn Sie sich unsicher sind oder das Kind nicht wieder aufklart, rufen Sie Notruf **112** und kontrollieren die Atmung. Lagern Sie das bewusstlose Kind bei erhaltener Atmung in der Stabilen Seitenlage (s. Seite 11)

Pseudo-Krupp

Viren lösen einen sog. Pseudo-Krupp-Anfall aus. Erkennbar ist die Erkrankung durch Atemnot, die sich ggf. durch Nasenflügeln (Nasenflügel ziehen sich zusammen, kindliches Anzeichen von Atemnot), bellendem Husten, aufsteigender Panik und einem deutlichen Atemgeräusch bemerkbar machen. In schweren Fällen kann es durch den Sauerstoffmangel zur Blaufärbung von z. B. Lippen kommen.
Beruhigen Sie das Kind, lockern die Kleidung, lagern Sie es aufrecht und stellen sich an ein geöffnetes Fenster, auf den Balkon oder vor einen geöffneten Kühlschrank. Die kühle Luft hilft. Achten Sie bei dem Kind auf entsprechende Kleidung und Sicherheitsabstand zum Fenster/ Balkongeländer. Bei Erstauftritt, scheinbar schweren Fällen oder im Zweifel: Notruf **112**.

Schwere allergische Reaktion / Insektenstich im Mund-Rachen-Raum

s. Seite 21/22

Beinahe-Ertrinken

Ertrinken gehört leider immer noch zu den häufigsten Todesursachen bei Kleinkindern. Ungesicherte Teiche oder Regentonnen sind dabei eine große Gefahr. Das Wasser muss nicht aus der Lunge entfernt werden, sondern es muss unverzüglichen mit den lebenrettenden Sofortmaßnahmen begonnen werden. Wenn das Kind nicht oder nicht normal atmet, starten Sie die Wiederbelebung und rufen unverzüglichen den Rettungsdienst **112**. Sollte sich der Ertrinkungsnotfall in einem größeren Gewässer ereignen, beachten Sie dringend den Eigenschutz und lassen unverzüglich den Rettungsdienst / die Wasserrettung rufen (s. Seite 20).

Herz-Lungen-Wiederbelebung im Kindesalter

Ein Herz-Kreislauf-Stillstand ist bei Säuglingen und Kleinkindern sehr selten. Bei Erwachsenen liegt die Ursache für einen Herz-Kreislauf-Stillstand meist an einer akuten Erkrankung am Herzen, bei Kindern hingegen ist Sauerstoffmangel infolge von Atemwegsverlegungen oder Anschwellen der Atemwege eine häufige Ursache. Begonnen wird deshalb mit der Beatmung, statt wie bei Erwachsenen mit der Herzdruckmassage.
Sprechen Sie das Kind bzw. den Säugling an und fassen Sie es an. Säuglinge und Kinder **niemals** rütteln oder schütteln. Wenn Bewusstlosigkeit vorliegt und das Kind keine oder eine nicht normale Atmung hat, rufen Sie sofort um Hilfe und veranlassen den Notruf **112**. Sollte in der Nähe ein Defibrillator zur Verfügung stehen, lassen Sie sich auch diesen sofort bringen.

⚠ **Wenn nach einer Minute durch eine weitere Person kein Notruf abgesetzt werden konnte, unterbrechen Sie so kurz wie möglich die Wiederbelebung und setzen den Notruf selber ab.**

Legen Sie den Säugling bzw. das Kind auf eine harte Unterlage. Überstrecken Sie den Kopf (**⚠ Achtung: Nicht bei Säuglingen! Hier wird der Kopf nur mit den Fingern leicht angehoben: „Schnüffelposition“)**, beginnen Sie mit fünf Beatmungen und schauen, ob das Kind danach wieder Lebenszeichen zeigt (normale Atmung). Wenn keine oder eine nicht normale Atmung vorliegt beginnen Sie mit 30 Herzdruckmassagen. Beim Säugling erfolgt dies mit zwei Fingern auf der Mitte des entblößten Brustkorbs, bei Kindern mit einem oder beiden Handballen auf der Mitte des entblößten Brustkorbs. Drücken Sie den Brustkorb 30 Mal mit einer Frequenz von 120 pro Minute ca. 1/3 des Brustkorbdurchmessers des Säuglings/ Kindes ein. Danach geben Sie zwei Atemspenden über den Mund bei Kindern und über Mund *und* Nase bei Säuglingen. Passen Sie Ihre Atemspende dem Lungenvolumen des Kindes an. Schauen Sie bei der Atemspende, bis der Brustkorb des Säuglings/Kindes sich hebt. Ein Defibrillator ohne spezielle Kinderelektroden kann je nach Herstellerangaben ggf. ab acht Jahren verwendet werden. Wie beim Erwachsenen führen Sie die Herz-Lungen-Wiederbelebung fort bis der Rettungsdienst eintrifft oder der Säugling/das Kind wieder Lebenszeichen zeigt.

ℹ Herz-Lungen-Wiederbelebung bei Säuglingen

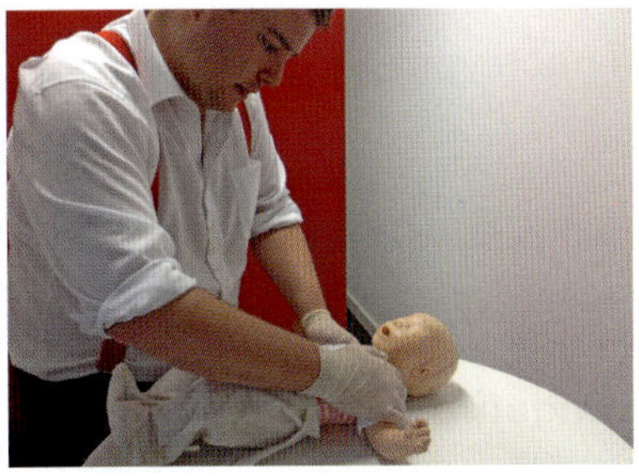

Ansprechen/Antassen

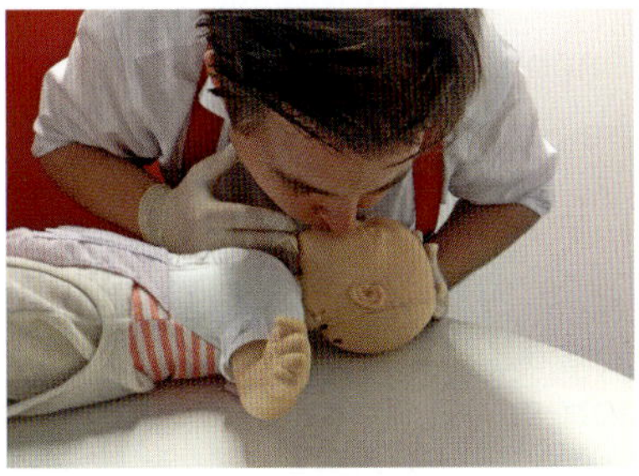

Mund-zu-Nase/Mund-Beatmung

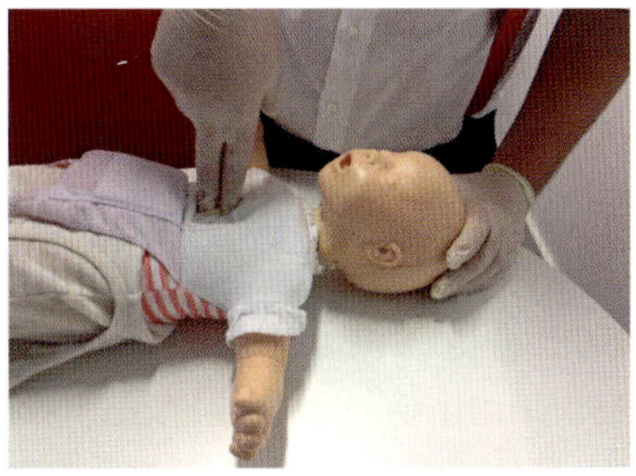

Herzdruckmassage auf entblößtem Brustkorb

ℹ Herz-Lungen-Wiederbelebung bei Kindern

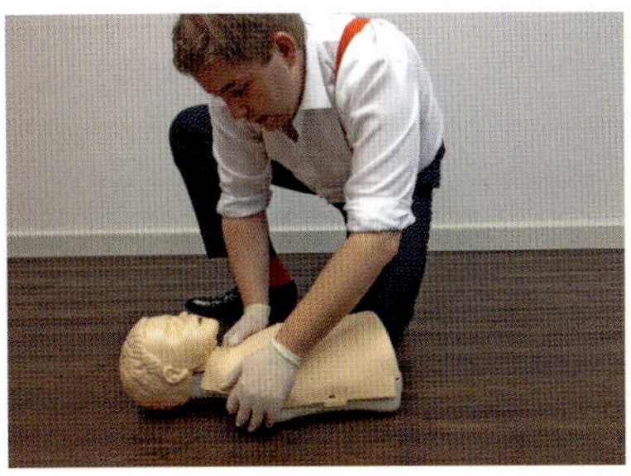

Ansprechen/Anfassen

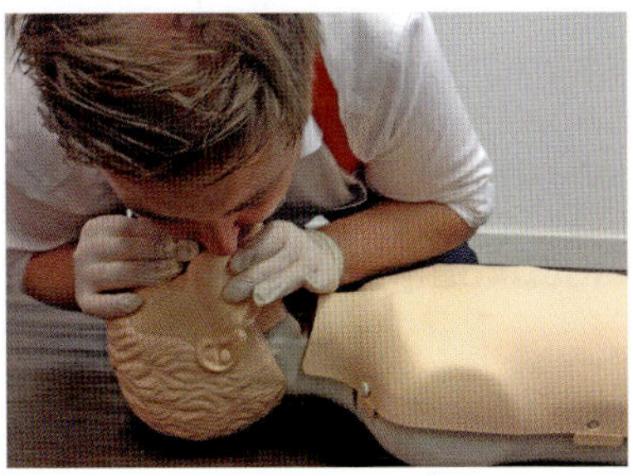

Mund-zu-Mund-Beatmung oder Mund-zu-Nase-Beatmung

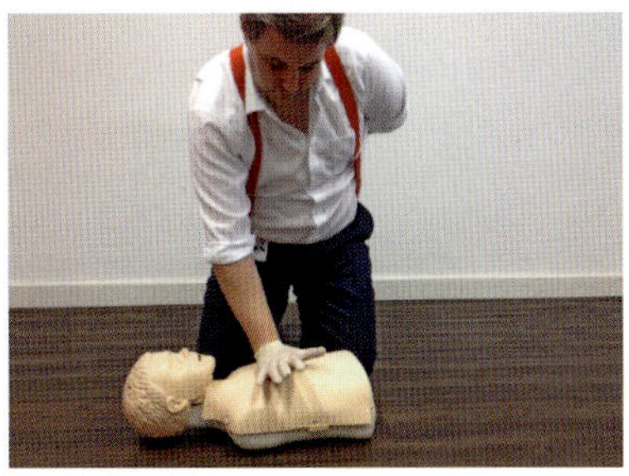

Herzdruckmassage, ggf. mit 2. Hand (s. Erwachsene, Seite 12)

ℹ „Reanimationsablauf Säugling / Kind“: Seite 54

Verschlucken / Gefahr des Erstickens
Fremdkörper in Luft- oder Speiseröhre

Bei Verschlucken eines Fremdkörpers kann akute Lebensgefahr bestehen. Das sofortige Handeln des Ersthelfers ist dabei entscheidend.

Anzeichen für Fremdkörper in der Luftröhre

Stärkster Hustenreiz, ggf. pfeifende Atemgeräusche, Panik, Atemnot, blau-rote Gesichtsfarbe

Anzeichen für Fremdkörper in der Speiseröhre

Schluckbeschwerden oder Brechreiz. Es besteht die Gefahr der Einengung der Luftröhre, da diese eine flexible Rückwand besitzt.

Maßnahmen

- Ist ein großer Fremdkörper in der Mundhöhle sichtbar, versuchen Sie ihn mit den Fingern zu entfernen. Einen nicht sichtbaren Fremdkörper dürfen Sie auf diese Weise nicht entfernen
- Um Fremdkörper aus der Luft- oder Speiseröhre zu entfernen, legen Sie kleinere Kinder mit dem Oberkörper vorn übergebeugt übers Knie. Dann gegen Sie nicht zu kräftige Schläge zwischen die Schulterblätter. Prüfen Sie regelmäßig, ob sich der Fremdkörper gelöst hat. Größere Kinder können Sie im Stehen oder Sitzen nach vorn beugen; es erfolgen Schläge zwischen die Schulterblätter
- Sofort den Rettungsdienst rufen (lassen): **112**

Sollte die Situation sich nicht bessern und das Kind droht zu ersticken, kann als äußerste Maßnahme die Oberbauchkompression (s. auch Seite 20) durchgeführt werden:

- Umfassen Sie das Kind von hinten und beugen seinen Oberkörper vor
- Legen Sie eine geballte Faust auf den Oberbauchbereich des Kindes und umschließen die Faust mit Ihrer zweiten Hand
- Ziehen Sie beide Hände nun bis zu fünf Mal kräftig, ruckartig nach hinten oben zu sich hin
- Ist auch diese Maßnahme erfolglos, so wiederholen Sie die Maßnahme und wechseln jeweils mit fünf Rückenschlägen ab, bis der Rettungsdienst vor Ort ist
- Wenn das Kind bewusstlos ist und keine Atmung hat, beginnen Sie sofort die Wiederbelebung (s. Seite 46 f.)

⚠ **Bei Säuglingen statt Oberbauchkompressionen bis zu fünf Brustkorbkompressionen durchführen**

> ⚠ **Niemals Säugling / Kind an den Beinen ziehen und schütteln!**

ℹ **Auch ein Fremdkörper in der Speiseröhre kann Risiken bergen, daher suchen Sie unverzüglich einen Arzt auf und bei Verschlimmerung der Beschwerden, rufen Sie den Notruf 112.**

Zeckenbiss (gilt auch für Erwachsene)

Zecken verweilen im Unterholz oder Gräsern und werden auf Mensch und Tier beim Vorbeigehen auf die Haut gestreift. Sie beißen mit ihrem Mundwerkzeug in die Haut ein und saugen sich mit Blut voll. Dabei wachsen sie um ein vielfaches ihrer eigentlichen Größe. Danach fällt die Zecke in der Regel ab.

Frühsommer-Meningoenzephalitis (FSME)

Die Erreger der Frühsommer-Meningoenzephalitis (FSME) sind ein Virus. Ca. 1–5% der Zecken können diese übertragen. **In Risikogebieten wird eine Impfung empfohlen.** Es kann zu einer Hirnhaut- oder Gehirnentzündung kommen, da die Viren das Nervensystem angreifen und dabei grippeähnliche Symptome erzeugen. Dazu gehören z. B. Fieber, Kopfschmerzen, Erbrechen, Nackensteifigkeit. Es muss eine sofortige ärztliche Behandlung erfolgen!

Borreliose

Borreliose ist eine bakterielle Erkrankung, die ca. 5–35% der Zecken übertragen. Die Erreger werden in der Regel erst 8–24 Stunden nach dem Biss übertragen oder wenn auf die Zecke Gewalt ausgeübt wird. Dies kann auch bei unsachgerechter Entfernung der Fall sein. Die Stichstelle muss nach dem Entfernen der Zecke längere Zeit genau beobachten werden. Hierzu kann diese mit einem Kugelschreiber gekennzeichnet werden. Sollte sich dort eine kreisförmige Rötung bilden, muss eine sofortige ärztliche Behandlung erfolgen! Die bakterielle Infektion wird mit Antibiotika behandelt.

Die Zecke muss schnellstmöglich entfernt werden. Dies sollte durch erfahrene Ersthelfer erfolgen, die sich diese Maßnahme zutrauen. Wenn nicht, muss das Kind schnellstmöglich einer medizinischen Versorgung zugeführt werden. Die Zecke muss, gemäß der Bedienungsanleitungen der Zeckenzange oder Zeckenkarte, entfernt werden. Dazu muss die Haut gestrafft und die Zecke mit Zange oder Karte möglichst nah an der Haut und mit gleichmäßigem Zug (keine Drehbewegungen!) gezogen werden. Sollte es nicht möglich sein, das Beißwerkzeug komplett zu entfernen, muss dies ärztlicherseits erfolgen. Eine Beobachtung sollte auch erfolgen, wenn eine Entfernung vollständig glückte. Sollte diese Situation bei Kindern in einer Bildungs- und Betreuungseinrichtung auftreten, müssen die Eltern informiert, der Vorfall im Verbandbuch dokumentiert und eine medizinische Versorgung organisiert werden.

Infektion

Eine Infektion bedeutet das Eindringen von Viren oder Baktieren in den menschlichen Organismus, die unter Umständen zu einem Auftreten von Symptomen führen kann. Dies kann auch erst mit zeitlicher Verzögerung passieren. Die Zeit zwischen Infektion und dem ersten Auftreten von Symptomen nennt sich Inkubationszeit. Die Übertragungswege sind hierbei mannigfaltig – z. B. gehören dazu die Tröpfeninfeketion (durch Niesen, Husten, etc.), die Schmierinfektion (Kot, etc.) oder die Kontaktinfektion (Hautkontakt, Oberflächen, etc.).

Bakterien können durch Antibiotika bekämpft werden. Diese haben, im Unterschied zum Virus, einen eigenständigen Stoffwechsel.

Viren brauchen sog. „Wirte“, dass heisst eine Zelle, in der sie sich ernähren und vermehren können. Bei viralen Infektionen kann nur gegen die Symptome vorgegangen werden (z. B. Fiebersenkung, Schmerzmittel). Unter Umständen kommt es aber dennoch zu einer antibiotischen Therapie, um eine mögliche zusätzliche Infektion mit Bakterien zu behandeln. Die Symptome einer Infektion sind ebenso vielfältig wie die Auslöseursache. Zu den Symptomen können erhöhte Temperatur/Fieber mit einhergehendem Schüttelfrost, Husten mit Auswurf, Atemnot, Gliederschmerzen, Bauchschmerzen, Erbrechen/Durchfall, Bewusstseinsstörungen gehören.

⚠ **Wichtig**

- Suchen Sie bei einer möglichen Infektionskrankheit einen Arzt auf, informieren Sie bei Ankunft das Personal unverzüglich über den Verdacht einer Infektion, damit entsprechende organisatorische und hygienische Maßnahmen ergriffen werden können.
- Informieren Sie ggf. die betroffene Kindertagesstätte über den Verdacht und ggf. über die Diagnose

Infektionen werden durch das Immunsystem bekämpft. Dieses System lernt mit jeder neuen Infektion und kann Antikörper bilden. Diese Bildung von Antikörpern funktioniert leider nicht sofort, sondern ist immer ein „Lernprozess“ aus einer überstandenen Infektion. Die Ständige Impfkommission (STIKO) des Robert-Koch-Instituts gibt aktuelle Empfehlungen zu Schutzimpfungen auf www.rki.de.

Fieber messen

Infektionskrankheiten haben als Charakteristikum in der Regel ein messbares Fieber als Symptom. Gehen Sie hierbei behutsam vor und je nach Alter des Kindes, klären Sie es vorher auf, was Sie vorhaben.

Methoden der Fiebermessung

- Axillar – unter der Achsel
- Oral – im Mund
- Rektal – im After
- Messung im Ohr

⚠ **Nutzen Sie nur geeignete Fiebertherometer für den jeweiligen Verwendungszweck. Nutzen Sie die Geräte immer nach Gebrauchsanweisung.**

Axillare Messung – unter der Achsel

- Achselhöhle trockenwischen
- Thermometer einlegen
- Nach Piepen des Thermometers Wert ablesen und notieren

Orale Messung – im Mund

- Je nach Herstellerangaben ist die Messung im Mund ab sechs Jahren möglich
- Positionieren Sie das Gerät in den Mund unter die Zunge, wie es jeweils der Hersteller vorgibt

Rektal – im Rektum

- Bei der rektalen Messung, die häufig bei Säuglingen und Kleinkindern angewandt wird, ist der Messwert gegenüber den anderen Messarten 0,5 Grad höher
- Winkeln Sie die Beine des auf der Seite liegenden Kindes an
- Sofern seitens des Herstellers erlaubt, cremen Sie die Messspitze vor Einführen in das Rektum ein

Messung im Ohr

Die Messung im Ohr ist die schnellste, da durch Infrarottechnik die abstrahlende Wärme des Trommelfells und dessen Umgebung gemessen wird. Wie bei allen Messmethoden sind falsche Bedienung häufig Quelle für Fehlmessungen. Beachten Sie daher die Hersteller-anweisungen.

- Säuglinge unter einem Jahr: Ohrmuschel gerade nach hinten ziehen
- Kinder: schräg nach oben

In allen Fällen führen Sie die Messspitze vorsichtig ein, nach ein bis zwei Sekunden haben Sie das Ergebnis.

Nach allen Messungen sollten Sie den Wert mit Uhrzeit notieren. Wenn der Wert extrem abweicht, messen Sie erneut und versuchen Fehlerquellen oder falsche Bedienung zu vermeiden. Die Messzeiten variieren zwischen ein bis fünf Minuten. Quecksilberthermometer sollten aufgrund ihres riskanten Inhalts **nicht** mehr genutzt werden.

Bedeutungen der Werte

- unter 36 Grad: Untertemperatur
- ca. 36–37 Grad: regelrechte Temperatur
- ca. 37–38 Grad: erhöhte Temperatur
- über 38 Grad: Fieber

Generell bedenken Sie bitte Messfehler!

Hinweise

- Überprüfen und überwachen Sie engmaschig das Bewusstsein und den Kreislauf
- Beobachten Sie das Kind und ggf. Veränderungen
- Sorgen Sie bei Flüssigkeitsverlust rasch für Flüssigkeitsnachfuhr. Auch der Flüssigkeitsverlust (Dehydration) kann für sich allein ein Notfall bei Kindern darstellen!
- Denken Sie, wie bei Erwachsenen auch, an den Wärmeerhalt!
- Verzichten Sie im Bereich von Bildungs- und Betreuungseinrichtungen auf Hausmittel (Wadenwickel, etc.) und die Gabe von Medikamenten, insbesondere wenn diese **nicht** von einem Arzt angeordnet und in Absprache mit den Eltern erfolgt; seien Sie hier besonders in der Vorbereitung gründlich
- Rufen Sie im Zweifelsfalle den Notruf: **112**

Übersicht typischer Kinderkrankheiten

Windpocken

Diese werden bei einer Tröpfeninfektion durch Viren übertragen und sorgen für Fieber, Kopf- und Gliederschmerzen, sowie charakteristischen Hautveränderungen in Form von Erhebungen und Flecken. Hierbei ist das frühzeitige Erkennen wichtig, um weitere Ausbreitung, z. B. in einer Einrichtung, zu vermeiden. Es muss strikte Hände- und Flächendesinkfektion/-reinigung eingehalten werden. In schlimmen Fällen kann es zu einer Superinfektion kommen.

Scharlach

Scharlach wird durch Bakterien verursacht, die bei einer Tröpfeninfektion übertragen werden. Es kommt zu einem schnellen Fieberanstieg, Husten, Erbrechen, Halsschmerzen, einer charakteristisch belegten Zunge, die nach dem vierten Tag die Optik einer sog. „Himbeerzunge" annehmen kann. Es kann zu Hautausschlag im Achsel- und Leistenbereich kommen. In schlimmen Fällen kann die Entzündung auf Herz und Hirnhäute übergreifen und zu Krampfanfällen führen. Eine Schutzimpfung ist verfügbar.

Röteln

Der Rötelnvirus dringt durch Tröpfeninfektion in den Körper ein. Folglich kommt es zu Fieber und einem Hautausschlag an Brust und Hals. Schwangere müssen dringend von mögliche Röteln-Patienten ferngehalten werden, da sonst Gefahr für die Schwangere und das ungeborene Kind bestehen! Eine Schutzimpfung ist verfügbar.

Masern

Die durch Viren ausgelöste Masern-Erkrankung wird durch Tröpfen übertragen und sorgt für Fieber, Schnupfen, Husten, Scheuheit vor Licht und einem hinter den Ohren beginnenden Ausschlag. Eine Schutzimpfung ist verfügbar. In schlimmen Fällen kann es zu Entzündungen des Gehirns, des Mittelohrs und der Lunge kommen. Eine Schutzimpfung ist verfügbar.

Keuchhusten

Keuchhusten ist ein durch Bakterien ausgelöstes Krankheitsbild, bei dem das Kind starken trocken Husten und Atemnot als Symptome zeigt. Als Folge kann es zur Blaufärbung der Haut durch Sauerstoffmangel kommen. Es kann in schlimmen Fällen zu Lungen- und Gehirnentzündung kommen. Eine Schutzimpfung ist verfügbar.

Erste-Hilfe-Material bei Ausflügen von Kindern in Bildungs- und Betreuungseinrichtungen

Organisatorisches

- Stift & Papier
- Mobiltelefon (Akkuladung beachten!)
- Taschenlampen (Batterien vorher prüfen!)
- Informationen zu speziellen Erkrankungen/Allergien von teilnehmenden Kindern
- ggf. Impfpässe, etc. bei speziellen, aufwändigen Ausflügen
- ausreichend Trinkwasser
- Händesdesinfektion / ggf. Desinfektionstücher
- Warnwesten für Kinder und Erwachsene (bei Kindern mit ggf. Einrichtungskontaktdaten)
- Taschentücher
- Not-Kuscheltier
- Regenschirme
- Müllbeutel

Empfohlene Mindestausstattung für Wandertage und Ausflüge nach DGUV Information 204-008

Wandertag	Ausflug	
1	1	Heftpflaster DIN 13019 – A 5 x 2,5
8	4	Wundschnellverband DIN 13019 – E 10 x 6
4	2	Fingerkuppenverband
4	2	Pflasterstrip 19 mm x 72 mm
8	4	Pflasterstrip 25 mm x 72 mm
1	1	Verbandpäckchen DIN 13151 – K
1	1	Verbandpäckchen DIN 13151 – M
4	2	Kompressen (100 ± 5) mm x (100 ± 5) mm
1	1	Kälte-Sofortkompresse Fläche min. 200 cm^2
1	1	Rettungsdecke 2100 mm x 1600 mm
2	2	Fixierbinde DIN 61634 – FB 6
2	1	Dreiecktuch DIN 13168 – D
1	1	Schere DIN 58279 – B 190
2	1	Folienbeutel
5	5	Vliesstoff-Tuch
2	1	Einmalhandschuhe nach DIN EN 455
1	1	Erste-Hilfe-Broschüre

Ergänzendes Erste-Hilfe-Material für Wandertage und Ausflüge kann beigefügt werden, z.B. Blasenpflaster, Splitterpinzette, Zeckenkarte bzw. -zange, Trillerpfeife.

Bei der Planung und Mitnahme sollte auch beachtet werden, dass auch Erwachsene während des Ausflugs verunglücken oder erkranken können. Generell sollten vorab die Verfahrensweisen genau besprochen werden, wie im Notfall vorgegangen wird.

Jan C. Behmann

Reanimationsablauf Säugling / Kind

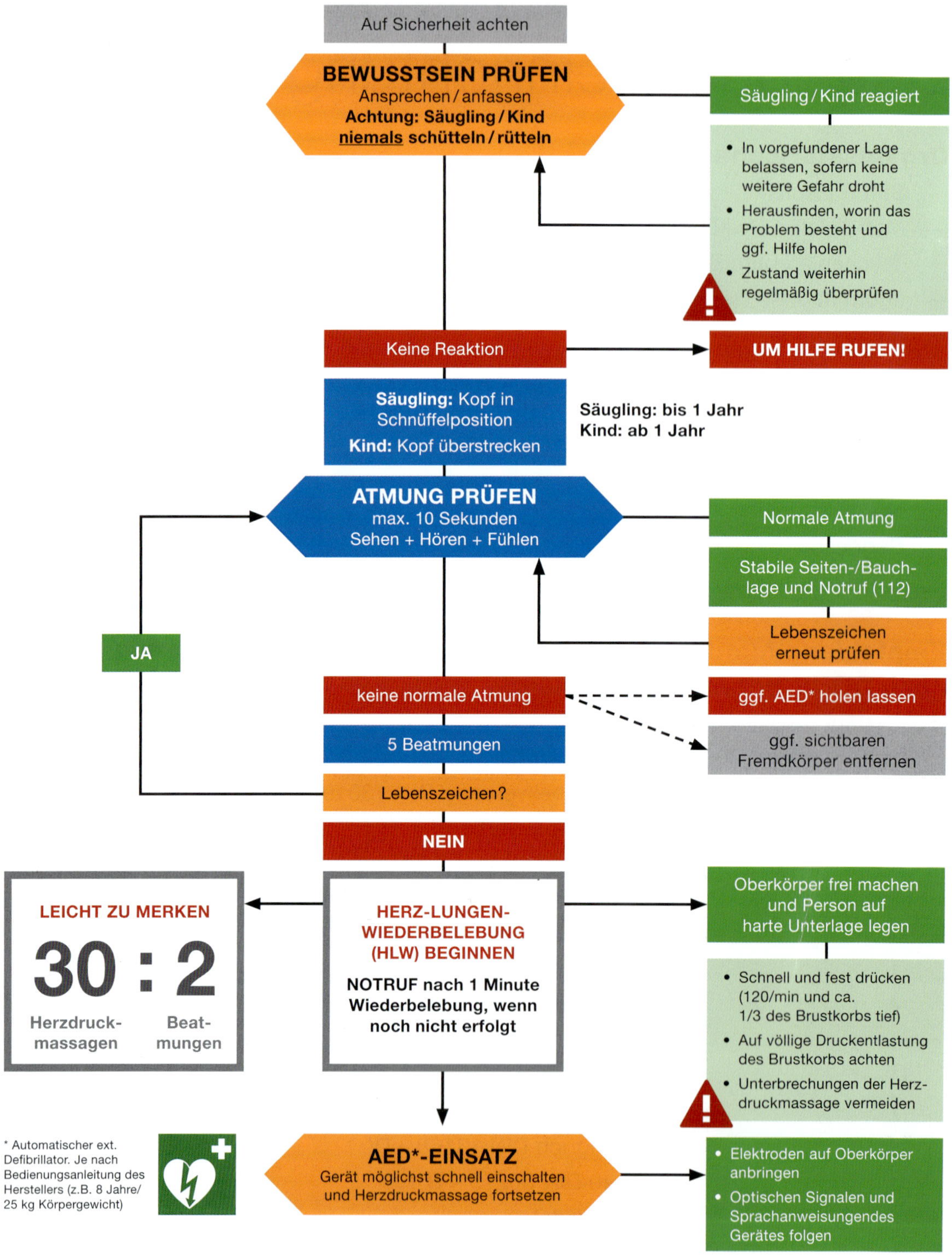

Reanimieren Sie so lange, bis Sie wieder Lebenszeichen feststellen oder der Rettungsdienst die Maßnahmen übernimmt.